酸 痛 速 解

腰背臀腿 百种筋骨酸痛图解

拥有**酸痛速解**，快速解决您的全身病痛！

谢霖芬 李祖芹（台湾）著

天津科学技术出版社

图书在版编目(CIP)数据

酸痛速解. 下，腰、背、臀、腿百种筋骨酸痛速解/谢霖芳，李祖芹著.—天津：天津科学技术出版社，2007
ISBN 978-7-5308-4346-8

Ⅰ.酸… Ⅱ.①谢…②李… Ⅲ.疼痛—诊疗 Ⅳ.R441.1

中国版本图书馆 CIP 数据核字(2007)第 030562 号

策　　划：天道文化传播有限公司
责任编辑：张　颖
责任印制：白彦生

天津科学技术出版社出版
出版人：胡振泰
天津市西康路 35 号　邮编：300051
电话(022)23332393(发行部)　23332390(市场部)　27217980(邮购部)
网址：www.tjkjcbs.com.cn
新华书店经销
临清市万方印务有限责任公司印刷

开本 880×1230　1/32　印张 11.625　字数 308 000
2007 年 4 月第 1 版第 1 次印刷
定价：29.00 元(两册)(单册：14.50 元)

酸痛速解

腰、背、臀、腿 百种筋骨酸痛图解

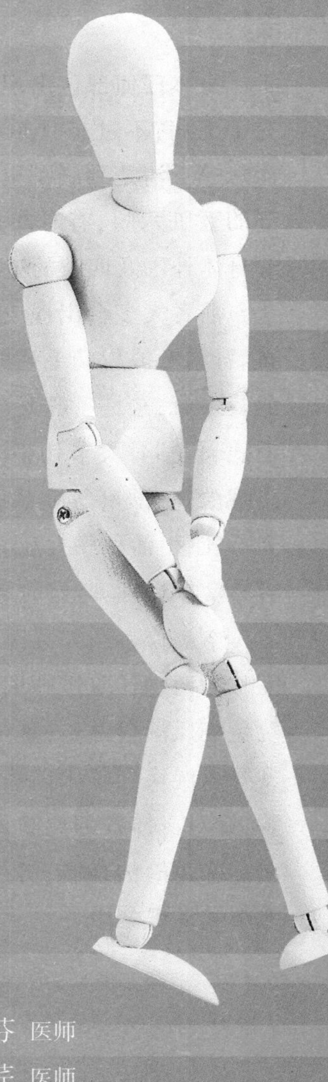

合著 谢霖芬 医师
李祖芹 医师

推荐序

为您的酸痛指引健康明灯

身体任何部位出现疼痛，通常是一种警讯，告诉您这个部位有了毛病，不过有时亦不尽然，疼痛常会放射到身体其他部位，让您摸不清楚到底哪里出了问题。尤其疼痛有时是来自身体内部的五脏六腑，有时却是因为皮肤、骨骼关节、肌肉、肌腱、韧带等身体外围及四肢的毛病所引起。

前者大多会出现绞痛，如冠状动脉狭窄引起的心绞痛、胆结石、肾结石或胃肠毛病的腹痛、背痛等，如果处理不当，有时还会危及生命，常是一般大众跑急诊的原因。但是身体外部与四肢的毛病，包括骨关节韧带、肌肉、肌腱、神经等组织的毛病，大多是出现酸痛、酸麻等症状，虽不至于立刻危及生命，却也常让人坐立不安，生活秩序大乱。更糟的是，如果置之不理或处置不当，很容易变成慢性，时好时坏，叫人彷徨无主，不知怎么办。

本书作者谢霖芬医师早年在中国台湾大学医院复健部接受完整的四年住院医师训练后，又到世界闻名的美国宾州大学医院免疫风湿科深造，是少数具有复健科专科医师资格，同时兼具良好风湿疾病临床训练的专家。今日谢医师以其多年的临床经验，针对身体各部位筋骨的酸痛做了相当详细的说明，但所用的文辞却是简洁易懂，实在很适合社会一般大众阅读，作为提升个人医学常识之用。

难得的是本书对各部位酸痛的叙述，除了说明病因、症状、临床表征之外，还列有治疗的方法，以及病人在配合医师治疗之余，可自行按摩、指压、运动等保养健身的图解说明，对病者的自行照顾非常有帮助。因此，对于那些彷徨不知所措的慢性酸痛患者而言，本书无疑是一盏指引健康的明灯。

相信读者在阅读完本书之后，都必有丰富的收获；也由于本书对具有酸痛的疾病涵盖面相当广泛完整，亦适合初入医学殿堂的医学院各学系学生作为辅助教材之用。今欣可见其付梓，特为序推荐。

中国台湾大学医学院名誉教授 連倚南

作者序

运动复健　酸痛速解

个人从事肌肉骨关节的诊疗与教学，已将近30年之久。常听到患者抱怨："为什么我的病一直好不了？""为什么我的毛病又来了？"……其实，来求诊的患者以良性的肌肉、骨关节疼痛居多。所谓"良性"是指这些疾病不会致命，且若能接受正确的治疗与保健，通常在一定的时间内都会痊愈或改善。那为什么有些患者的病情会恶化或复发呢？究其原因，可能是求诊太迟，使原来的急性疼痛演变成慢性疼痛；另一个主要的原因是患者不知道如何保健，或知道了却不认真去做，因而导致病症的恶化或复发。

因此本书的目的，乃是要提供一般民众有关肌肉、骨关节疾病卫教的知识，以作为保健与预防的参考。由于内容相当详尽，故篇幅稍多，为了减轻读者的压力，特将本书分为两册：一册是以上半身为主，包括颈部、肩部、胸部、手臂、手肘、前臂、手腕及手指之酸痛；另一册则以下半身为主，包括下背、臀部、髋关节、大腿、膝盖、小腿及足踝之酸痛。对于每一部位的酸痛，均以该部位的结构（即解剖学）及功能（即生理学）为基础，介绍各部位常见疾病的症状、诊断与治疗。

本书的另一特色是医学图片十分丰富且详细，其目的一方面是方便读者查阅，另一方面则是为了让读者对疾病本身有较深入的了解。万一部分图片、文字，读者会觉得生疏艰涩，亦可暂时略过不读，等有兴趣时再查阅。

为了便于患者居家运动，本书也特别利用图片及文字，介绍各部位常用的运动治疗方式。要提醒读者的是，由于每位患者的病情各不相同，因此适合您的运动方式也难免有所差异，所以建议读者对于运动治疗有问题时，可以去请教医师。

本书的另一特色是将中医针灸与推拿的观念融入西医的诊疗中。由于本书的另一位作者李祖芹医师是中医系毕业的高材生，在中医的针灸用推拿方面学有专精，而笔者在针灸方面的涉猎与治疗，也有十多年的经验，故本书除总论有中医推拿的介绍之外，在各部位的酸痛方面均列有常用治疗穴道，读者可依本书之建议居家DIY。

最后，笔者特别要感谢中国台湾复健医学之父——连倚南教授及各位师长们多年来的指导，也感谢新光医院吴东进董事长及洪启仁院长等提供良好的诊疗及教学环境，并感谢台视文化公司谢咏涵及梁国娟小姐的协助与指导。此外，对于李祖芹医师、陈筱慧医师的热心撰稿，辅仁大学医学院解剖学科王嘉铨老师新光医院许维君治疗师、佳赫药局、维康药局在图片拍摄上的协助，及助理林淑敏小姐、内人林淑妙小姐在文书及校对方面的鼎力相助，亦谨在此致最大的谢意。

谢霖芬

作者序

自我保健 远离酸痛

记得小时候，我是一个顽皮好动的小孩，时常一不小心就扭伤手或伤了脚。每次被妈妈带去找跌打损伤的师傅，或是看到穿白色制服医师护士，心里总是好害怕，真希望病会自己好，就不用打针吃药了。有一次护士小姐把针准备好，回头一看才发现我已经偷偷逃跑到医院外面了。脚痛还能跑得这么快，可见当时的心情有多恐怖啊！

对于疾病的治疗，每个人心里难免会有些未知的害怕，所以自从开始接触医学后，发现除了要了解自己的身体状况外，自我保健的基本功课也很重要，不但要避免把小病当成大病，也可协助身体恢复正常的生理功能，而这也就是“上医治未病”及“预防胜于治疗”的观念。

我们的身体就像是电脑的硬件部分，而心理就如同软件一般。健康的身心，来自正确的知识与确实的执行力，相对地，不良的生活习惯就会让人容易生病。虽然大家知道生病时要看医师找出原因，但却常常忘记了，健康的维护还是要靠自己。尤其现代人的生活压力大，工作时间长，运动量普遍不足，非常容易出现颈部僵硬、肩膀酸痛及腰背疼痛症状。有时特别抽空去运动一下，却因为时间和空间的限制，或一个不留意而发生运动伤害，竟从此中断了促进健康的计划，真是可惜！

本书按照身体各部位的特性，介绍常见的酸痛疾病，并提供简单易懂的自我保护方法；另一方面，也针对各种不同的生活族群，详细介绍常遇到的问题与解决办法。希望能帮助受病痛之苦的朋友们，了解疾病产生的原因，同时找到轻松简单的治疗方法，早日恢复健康快乐的生活。

最后要特别感谢的是谢霖芬主任，让我有这个学习的机会，一起完成这本书。

李祖芹

Contents

目录

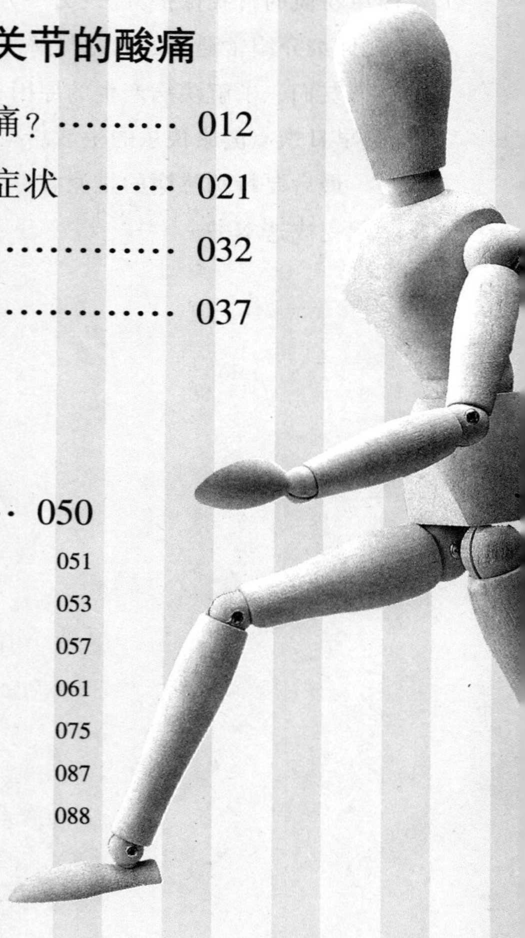

② 臀部及大腿的酸痛 ………… 098

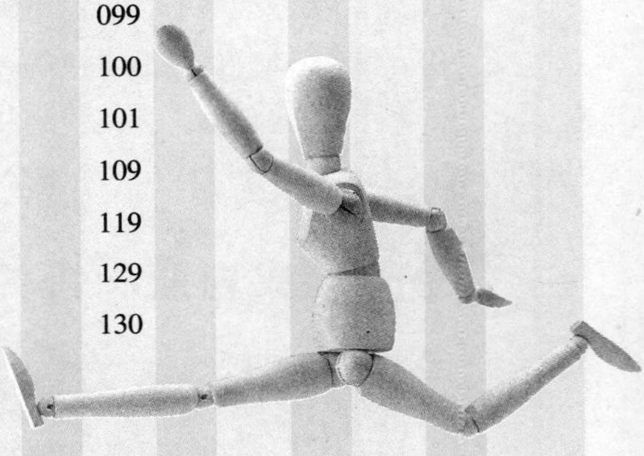

③ 膝关节与小腿的酸痛 …… 132

④ 足踝的酸痛 ………… 166

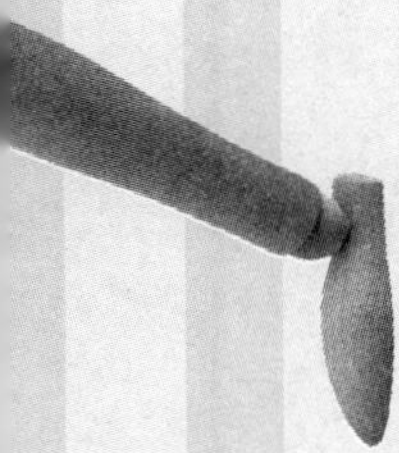

Part1
来自肌肉骨关节

每一个人都会感到酸痛，但是对于外来刺激的忍受度却是因人、因时而异的。如同样是打针，有些人是不痛不痒，有些人却呼天抢地，痛不欲生。其实，酸痛通常是一种警讯，提醒我们身体的某一部位或许多部位出了问题，但到底是出了什么问题，是肌肉疼痛？还是神经压迫？这只有专业的医师，才能作出正确的诊断。

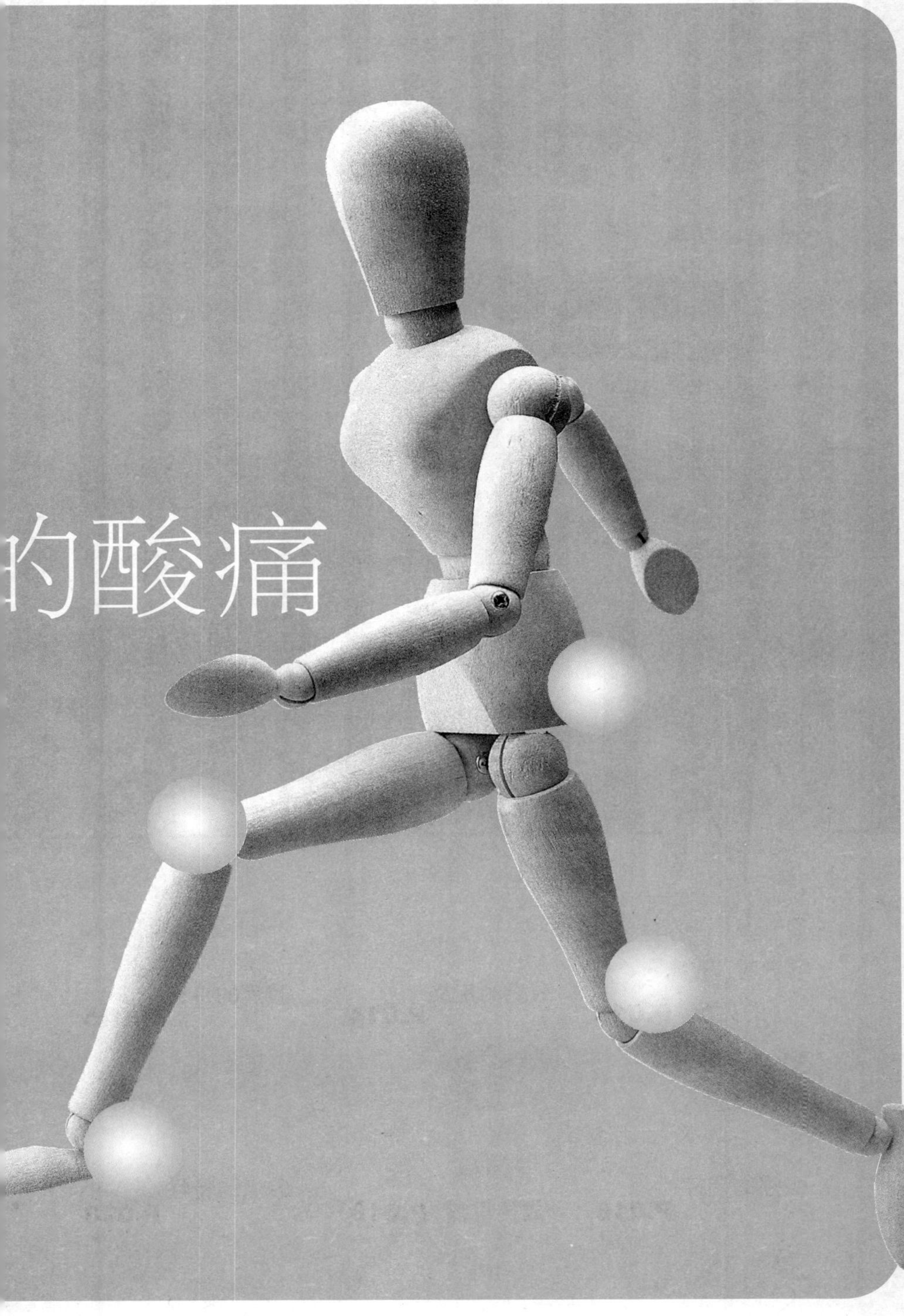
的酸痛

1-1

人为什么会感觉酸痛？

多年前一位颈椎骨折患者的话，让我印象深刻。他是位中年男性，四肢几乎完全瘫痪，大小便也要别人帮忙处理，行动只能靠推床或特制轮椅。最糟糕的是，自胸部以下，经常会有无法言传的麻木、刺痛及烧灼感。他说只要身体能不疼痛，瘫痪及大小便的麻烦都没有关系。可见疼痛的消除比四肢瘫痪或大小便失禁都来得重要！俗话说，"痛不欲生"，临床上许多癌症末期的患者，常因受不了锥心蚀骨之痛，而甘愿寻死。因此，就临床医疗的经验而言，有时解除疼痛反而比延长寿命来得重要。

学者对"酸痛"的见解

关于"酸痛"或"疼痛"的见解，可溯自两千多年以前的亚里士多德(Aristotle)。他认为"痛"乃是一种情绪的表现，与感觉无关。但19世纪的生理学家，却认为"痛"是感觉功能的一种，与情绪完全扯不上边。后来20世纪的生理学家薛灵顿(Sherrington)，则认为"痛"其实兼具感觉与情绪两种成分。到了1970年代，Melzack等学者提出"酸痛三次元"的说法，除了原有的感觉及情绪之外，再加入认知的层面，即罹患酸痛的患者可认知酸痛的意义及酸痛可能带来的后果，包括生活品质的下降，甚至死亡的来临。而1980年代，Loeser及Fordyce两位学者又提出"酸痛四元说"，包括酸痛感受器、A-delta和C纤维、酸痛本身及酸痛行为等4项。

酸痛的定义

由于学者们对于酸痛的说法分歧太大，1994 年国际酸痛研究学会特别召集专家学者，将酸痛定义为："一种不愉快的感觉及情绪体验，此体验往往与身体的构造受到伤害，或可能受到伤害有关。"因此，依此定义而言，情绪是酸痛的本质，而不是因酸痛引起的心理反应。

这样的定义虽可概括因冷、热、尖刺物品、化学物品等引起的酸痛，但对于很多事实却难以说明，例如：牙齿蛀了一大半却没有痛的感觉；健康检查发现 3 厘米的无痛性肿瘤；皮肤都晒红、脱皮了，却无痛感。此外，截肢患者的伤口明明已完全愈合，仍会有"幻肢痛"（即已切除的肢体还会感到疼痛）；跌倒淤伤的小孩子，妈妈哄一哄就不痛了；使用电刺激检查神经传导功能时，有些人觉得痛不欲生，有些人却呼呼大睡。

因此，由上述的定义，我们可将酸痛分成两类。

短暂的、局部性的酸痛

此酸痛的感觉与人体的保护作用有关，例如高热、冰冻、针刺、腐蚀物品引起的酸痛。若无此痛觉，个体的生命将难以延续。

慢性的、病理性的酸痛

此种痛感与人体的保护作用无关，此时的酸痛不只是一种症状，而是一种疾病，一种慢性病。由于是经年累月的慢性酸痛，往往造成患者的焦虑、忧郁及恐慌，即使英雄也会气短，美女也因而消瘦憔悴！（前一阵子名模林志玲从马上摔下来，导致肋骨断了 6 根，也因胸肋疼痛而休养了好几个月。）

酸痛的传递

在人体的皮肤、肌肉、肌腱、韧带、骨头、血管等处，都满布着各种神经末梢，其中掌管酸痛的就叫做“酸痛（或疼痛）感受器”。当这些感器接触到外来的机械（如针刺）、冷热或化学等刺激后，会经由细小的感受觉神经纤维传送至周边神经及脊髓的背角细胞，再往上经脊髓神经线路传送到延脑、中脑、视丘，最后一站则是大脑皮质（图 1–1）。

图 1–1 酸痛的传导路径

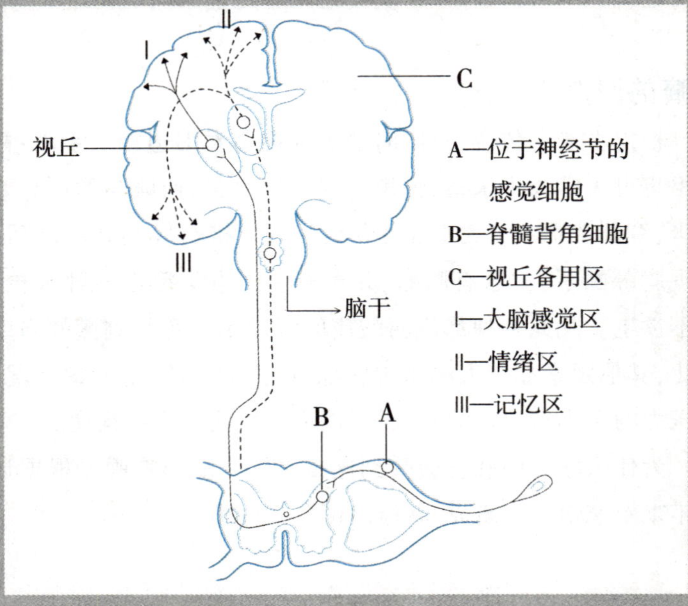

酸痛的传导就好比公文的传递，先由乡民、镇民（酸痛感受器）骑摩托车（周边神经）向乡镇政府（脊髓）报告，再由乡镇政府以汽车、火车等路径送到县政府（脑干），然后经由运输系统传送到省政府（视丘）及中央政府（大脑）。当然，这些传送的路径并非是一线到底，中间还会经过放大转运站，且传送的线路也不只一条。根据医学研究，光是自视丘传送到脑皮质的线路就有 4 条之多（如图 1-1），分别掌管酸痛的感觉、情绪反应、记忆及内脏器官的反射效应（例如心跳加速、血压增高等）。而不同周边神经传送的性质亦有所差异，例如 A-delta 神经纤维主司尖锐、快速酸痛的传递，而 C 神经纤维则负责慢速且较迟钝酸痛的传送。

酸痛的调控

根据古老的传说，三国时的关羽可边看书边接受手术；禅宗二祖惠可大师为了求道，情愿忍受断臂之苦；西藏高僧借着修行打坐，竟能克服死亡之苦；还有足球选手接受胜利欢呼之后，才发现脚踝断了；父亲有脑瘤，儿子有一点点头痛他就呼天抢地，痛不欲生。凡此种种都说明酸痛的程度不一定与刺激的强度成正比，其他因素如个人的精神状况、过去的经验、活动的情况、精神压力的大小与治疗的介入等，也均会影响酸痛的程度。

为什么酸痛的感觉会受到这么多因素的影响呢？根据近几十年来专家学者的研究，其原因可分为两类。

周边的调控

1965 年 Melzack 及 Wall 两位学者共同发表“闸门控制理论”，直到今天仍被医学界奉为圭臬。其理论基础认为，在脊髓的背角区域，有个类似闸门的控制系统（或称传送细胞），当刺激粗神经纤维时，就会抑制此系统而把闸门关闭，使得酸痛的感觉不会往上传递；反过来，若是刺激细小神经纤维，闸门就会打开，使酸痛往上经脊髓、脑干、视丘，传到大脑。

可能刺激细小神经纤维的，包含冷、热、针刺、腐蚀物及发炎相关的分泌物，如前列腺素、氧化氮、缓激肽(bradykinin)、羟色胺(serotonin)、激发性氨基酸、氢离子、神经生长因子及P物质等。若是周边的酸痛感受器重复受到刺激，就会变得敏感，而使脊髓主管酸痛的闸门大开。反过来，若使用电刺激治疗或医师治疗时利用关节松动术或整脊术治疗患者，则会刺激粗神经纤维，并关闭闸门。

当然，控制闸门的不止周边的酸痛感受器或周边神经的刺激，大脑、视丘、脑干也均会利用各种下行路径来控闸门的开闭。

中枢的调控

脑干的网状结构(reticular formation)可经由网状脊髓路径(由脑干通往脊髓的下行路径)，抑制脊髓神经细胞，且当患者对酸痛不在意或不理会时，其抑制效果愈强，反之亦然。此外，当血液中的儿茶酚胺(catecholamine)增加时，或使用吗啡及一些肌肉松弛剂等，其抑制效果也会增加。

值得一提的是，大脑皮质也会依实际需要，来调控网状结构的活性，以达到止痛的效果。这也说明为何惠可大师可承受断臂之痛、西藏高僧可忍耐死亡之苦。其他中枢调控的机构，如下视丘、中脑导水管周围的灰质、延脑上端等，亦可经由下行或神经传导物质的分泌，如乙型脑内啡(beta-endorphin)、脑啡肽(enkephalin)等，达到止痛的效果。

牵引痛或传导痛

当皮肤承受针刺之痛时，当事人可以很明确地指出针刺部位；然而，有些内脏或深层组织的病变，其病灶与酸痛的部位并不相同。例如髋关节炎患者的酸痛多会传到膝盖，输尿管结石的患者则往往痛在鼠蹊处，横膈膜病变的人表现出来的却是肩膀的酸痛，心肌梗死的患者除了胸痛之外，还有手臂的酸痛。此种病灶在甲处，而酸痛却发生在乙处的情况，就叫做"牵引痛"或"传导痛"。

牵引痛的病灶与酸痛部位之间，并没有神经直接联系，所以，与神经的疼痛不同。此种牵引痛在肌肉骨关节的疾病中相当普遍，若无此观念，往往会导致误诊。

然而，为什么会发生牵引痛呢？有两种说法。

说法1 认为牵引痛的原因，是由于多种感觉神经（皮肤、肌肉、关节或内脏）汇集在脊髓的背角细胞，导致大脑辨认上的困难（图 1–2）。

说法2 认为牵引与脊髓中神经的汇集无关，而是由于大脑感觉区的误解。人类的大脑经常接收来自皮肤的感觉讯息，而来自骨关节肌肉及内脏的讯息相对稀少，因此，虽然对于皮肤的感觉讯息，大脑可做出正确的判读，但对于内脏、骨关节资讯的判读，就不那么精确了。

图 1-2 感觉神经的汇集

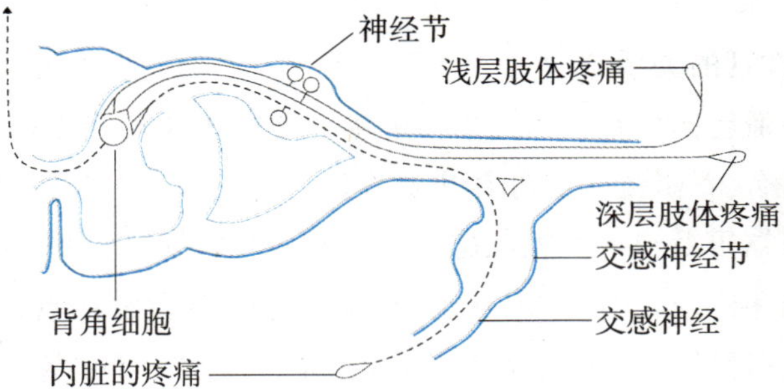

＊各种不同性质的感觉神经均汇集至脊髓背角区域

酸痛TIPS 牵引痛的特点

由牵引痛是否可以推知病灶的部位呢？这并不是一件容易的事，不过有几个原则可供参考。

- 牵引痛通常只传导至相同的区段，不会超过身体的中线。
- 牵引痛通常是深层的酸痛。
- 在同一条神经支配的皮肤，牵引痛通常自身体近端传导至远端(如自肩膀传至手部)。
- 牵引痛不一定会涵括病灶部位。
- 牵引痛可能出现在神经支配的皮肤区域的某处，但不一定会出现在所有的区域。

上述的5个原则只能提供参考，实际定位还要参考临床经验及相关专业书籍。

酸痛的特性

酸痛也与性别、年龄有关。

与性别的关系

流行病学的研究发现，女性的酸痛往往较严重、较频繁，也较持久，其酸痛范围亦较男性广泛。此外，头颈部、肌肉骨关节、内脏器官及自体免疫问题（如类风湿性关节炎）的酸痛，也以女性居多。亦有学者发现女性的酸痛阈值（开始感到酸痛时的刺激强度，阈值愈低愈容易酸痛）及酸痛耐受度，均较男性为低。但是，女性因酸痛而就医的意愿及配合度均较男性为高，所以，其酸痛的治疗效果也较理想。

与年龄的关系

就年龄因素而言，老年人的酸痛阈值较高（即不容易感到酸痛），对酸痛的耐受度较低，对酸痛严重度的分辨也较差。也就是说，对于急性且严重的症状，老年人可能因浑然不觉而错过治疗的时机。举例来说，急性盲肠炎发生在年轻人身上，会有剧烈的腹痛，而老年人却可能毫无症状。就慢性酸痛而言，老年人发作的频率并不比年轻人少，且往往还会伴随精神问题，如焦虑、忧郁症等。对于慢性酸痛的治疗，老年人也常常需要合并多种方式（如药物、复健等），才能克奏其功。

1-2

临床上常见的酸痛症状

肌肉骨关节的酸痛是人类社会中最常见的症状。

数据1 根据 1990–1992 年美国国家健康访查的资料，有 16%的美国人罹患肌肉骨关节疾病，其中女性略多于男性。

数据2 肌肉骨关节疾病占了所有门诊量的 30%，也占了所有住院量的 33%。

数据3 在所有肢体活动有问题的人中，有 46%是罹患了肌肉骨关节疾病。

数据4 根据加拿大的调查，5%的成年人因肌肉骨关节疾病而造成残障。

数据5 在复健界，无论是教学医院或是私人诊所，肌肉骨关节的酸痛也是门诊最常见的症状。

肌肉骨关节的酸痛依病程的长短，可区分为急性症状及慢性症状两种。

种　类	病　情	酸痛程度	治疗效果
急性症状	可在患处发现有红肿热的现象	较严重	较容易
慢性症状	无明显红肿热现象	较轻微	旷日费时

另一种分类法则是依患处的构造来分类，例如肌肉拉伤、肌腱炎、韧带扭伤等，以下仅将常见的症状做一简单的介绍。

肌肉的酸痛

因肌肉问题引起的酸痛，通常是闷闷、沉沉、酸酸的。患者常会感觉局部肌肉无力、疲劳，按压患处或该肌肉收缩时，都会诱发酸痛，甚至有时也会有肿胀或挛缩的现象。

会引起肌肉酸痛的原因很多，例如血流不足会引起肌肉缺血缺氧（系因血管阻塞或骨肉长时间过度收缩所引起）；肌肉本身直接受伤（因运动伤害造成肌肉撞击、拉伤或血肿等）；肌肉的发炎（肇因滤过性病毒或自体免疫疾病）；或肌肉新陈代谢的问题（导因酵素缺乏或粒腺体的病变）等。

肌肉拉伤

乃因肌肉不当的收缩或过度的牵张，导致肌肉纤维部分或完全断裂，常见于运动伤害。

肌肉拉伤依程度可分为3级：

等　级	伤害程度	肌肉纤维	外　观	肌肉力量
第一级	最轻	小部分断裂	没有肿胀或淤青，但局部有压痛感	不变或轻微变差
第二级	中度	部分断裂	有肿胀或淤青，患处有压痛感	变差
第三级	最严重	完全断裂	疼痛、肿胀均很厉害	严重变差

第二及第三级的肌肉拉伤常会伴随局部血肿，须做适当的治疗与复健（包括休息、冰敷、压迫及抬高患处、牵张运动及肌力训练等），才可避免后遗症（例如化骨性肌炎）的发生。

酸痛TIPS 肌肉的功能

肌肉有3个主要功能：一是引起动作，二是中止动作，三是姿势的维持。

功 能	方 式	例 如
引起动作	有赖于肌肉的同轴式收缩（收缩之后,肌肉的长度缩短）	手臂肱二头肌收缩，使肘关节弯曲
中止动作	有赖于肌肉的延长式收缩（收缩之后，肌肉的长度变长）	把弯曲的手肘伸直时，需靠肱二头肌作延长式收缩，以免动作太快
姿势的维持	需肌肉作等长式收缩（肌肉收缩前后，长度不变）	打电脑时，肩颈部的肌肉需作等长收缩，以维持适当的姿势

由于肌肉作延长式收缩时，常需花费更多的力气，比较容易受伤，而这也是运动后数小时或1、2天后，常会发生肌肉酸痛的原因。

肌膜疼痛症候群

这是由于急性或慢性肌肉拉伤、神经压迫、肌肉缺血、关节炎、营养缺乏等原因，所造成的局部肌肉酸痛。

现代社会分工精细，使每一个人往往只从事某特定的行业或工作，连带让一些肌肉使用过多，而有些肌肉却难得被使用。使用过多的肌肉，很容易造成肌肉纤维微小的损伤或缺血、缺氧，久而久之便会产生肌膜疼痛症候群，例如整天打电脑的秘书人员，常有颈部及上背部肌膜疼痛症候群（图1–3）的困扰；理发师、作业工人、厨师、批价员、牙医师等也有类似的情形。

临床检查时，在特定的肌肉上会有紧绷的肌肉带，且其上有一明显压痛点（称为扳机点或引痛点），当压迫或针刺该扳机点，就会引起肌肉带的抽动反应，且产生特定部位的疼痛（即所谓的牵引痛或传导痛）。

图 1–3 肩颈部的肌膜疼痛

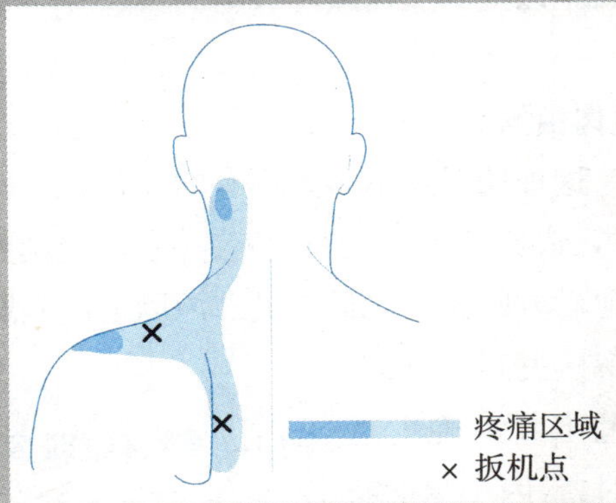

治疗时，可在局部扳机点施以针灸或注射局部止痛剂，再加上牵张运动、超音波、低能量激光等复健方式。此外，亦要针对致病的原因寻求改善之道（如每操作30分钟电脑，就休息2~3分钟，伸展筋骨），才能彻底改善病情。

纤维肌痛（fibromyalgia）

这是一种慢性的、全身性的肌肉酸痛，虽然原因不明，但一般认为，是由于神经化学或神经内分泌的失调，导致中枢神经的敏感化及酸痛阈值降低，而使患者会不自觉地感受到肌肉酸痛。除了全身肌肉酸痛之外，患者还常有关节僵硬、倦怠、麻木感、失眠、头痛、痛经、大肠急躁、口干舌燥、尿急等症状。患者以中年女性居多，虽然此症很难治疗，也会产生慢性酸痛，所幸药物、有氧运动、热水澡等均可舒缓症状。

临床检查可发现身上特定的部位（例如颈部、脊上肌、胸前第二肋骨处、肘外髁、臀部外上方、大转子处、膝内侧等处),至少有11个以上的压痛点(图1–4)。

肌肉抽筋

这种情况是很多人都有的痛苦经验，突然一阵莫名的肌肉强烈、快速且不自主的收缩,并常伴随剧烈的疼痛。发作的部位小腿后方的腓肠肌最常见。原因可能是肌肉疲劳、缺血、缺氧或电解质失调所致;而有些老年人晚上睡觉时,常因小腿抽筋而无法安眠,则可能是睡觉时身体不动,影响小腿血液的循环所致。发作时,只要将脚板拉至小腿呈90°，即可消除症状。若怀疑有电解质不足的情况(例如夏天长跑流汗)，就应做适当的补充;晚上睡觉容易抽筋的人,除了在睡前做做腓肠肌的拉筋运动外,也可在睡前服用肌肉放松剂,以避免发作。

图 1–4 纤维肌痛患者常见的压痛点

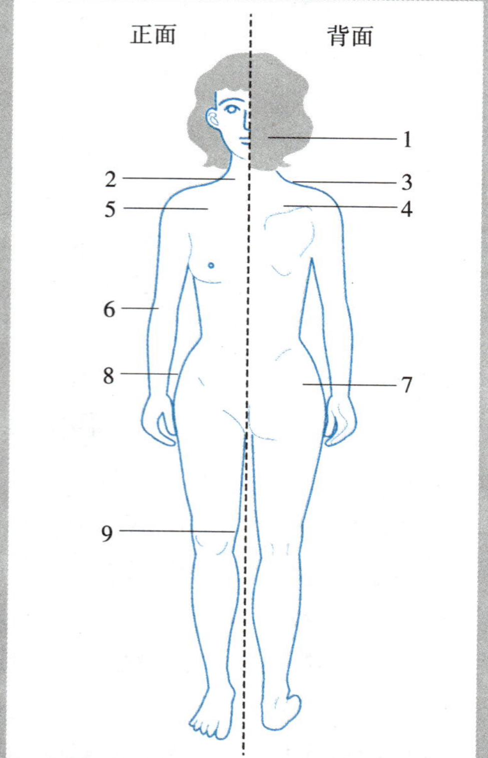

酸痛TIPS 缓解抽筋的方法

在炎热的环境下激烈运动，因流汗而造成电解质不平衡时，很容易就有抽筋的情形发生。而紧张过度、暖身运动不足或过度疲劳也是常见的原因。夏天戏水的人也常会抽筋，可能和水温差异太大有关系（表层水较暖，但深处水较凉）。此外，孕妇服用一些利尿剂、支气管扩张剂，或有甲状腺疾病、神经肌肉系统有疾患的时候，也容易发生抽筋。

缓解抽筋的方法主要是缓和地从抽筋的相反方向，拉松紧缩的肌肉，并轻轻地按摩。如腿后肌抽筋时，可以尽量伸直膝盖；若是小腿腓肠肌抽筋时，则应将脚掌向膝盖方向弯曲，使脚板与小腿呈90°左右。另外，也必须尽量补充钙质及含电解质的水分。

肌腱引起的酸痛

肌腱是肌肉的末端演变成带状或绳子般的构造，通常附着于骨头上（图1–5）。肌腱的主要功能是传递肌肉的收缩，以带动骨头及关节。有些较长的肌腱外方包围着两层保护膜，即是腱鞘（图1–6）。

肌腱常见的问题是发炎、退化（或变性）及断裂。造成这些肌腱病变的原因，不外乎用力不当、使用过度、老化或是原有疾病（例如风湿病）的影响。

- 如果是肌腱本身的发炎，称为“肌腱炎”；若连外围的腱鞘都发炎了，则称为“肌腱腱鞘发炎”。
- 发炎虽然不明显，但肌腱的构造已有缺陷或变质，就称为肌腱老化或变性。
- 发炎或变性的肌腱，若再加上外力或本身用力不当，就很容易引起断裂。

- 腱鞘发炎后，如果形成一个小囊肿，且内有黏稠性液体，就称为“腱鞘囊肿”，常发生于手腕背侧、掌侧及手指末梢。

临床检查时，按压患处或该肌腱用力收缩时会引起疼痛，严重者外观会出现肿胀现象。可使用超声波来帮忙诊断肌腱的问题。

图 1-5 关节及周边组织的构造

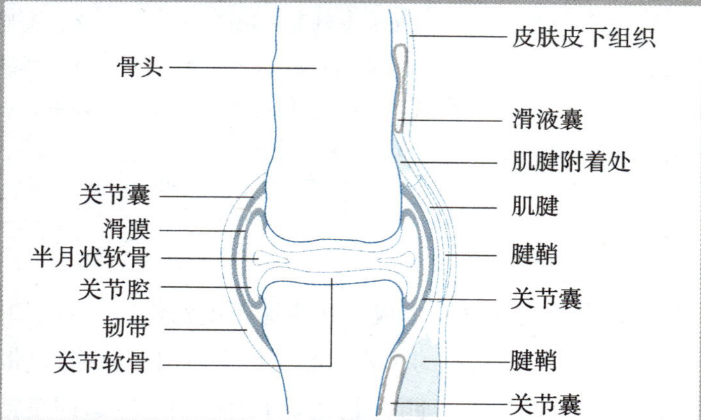

图 1-6 肌腱与腱鞘

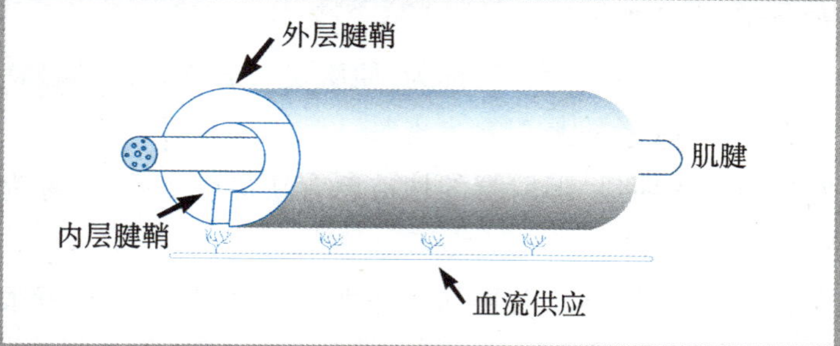

韧带引起的酸痛

韧带是位于两块骨头之间的带状构造，功能是维持关节的稳定性。中文的“筋”有两种意义，一种是指肌肉中柔韧的部分，另一种意义即是指韧带。肌肉、肌腱可以主动收缩，韧带则不行，因此，当外来的力量超出关节活动的范围时，韧带就会受伤。

韧带扭伤的症状为局部酸痛、肿胀、关节活动变差，严重时还会有不稳定的感觉。所以临床检查时，除了局部压痛之外，还可检测关节的稳定性，以了解伤害的严重度。

扭伤等级	伤害程度	关　节
第一级	最轻微	没有不稳定的现象
第二级	韧带部分断裂	稳定度尚可维持
第三级	韧带完全断裂	变得不稳定

滑液引起的酸痛

人体许多相邻的构造(骨头、肌腱、肌肉或皮肤)之间，常会有一些囊状的东西，其内部有少许液体，可借以避免彼此间的摩擦，这就是滑液囊。根据部位的深浅，可分为皮下(或浅层)及深层滑液囊两种，当两个部位出现发炎时：

- 皮下滑液囊发炎，可见到局部肿胀；
- 深层滑液囊发炎，只有局部疼痛，外表上也看不出来。

会引起滑液囊发炎的原因，以外伤为最多。尤其是日常生活中重复的小伤害最常见，例如家庭主妇跪着擦地板，很容易引起髌骨(膝盖)前面的滑液囊炎(图1–7)。其他原因包括病原菌的感染及本身既有的风湿病(如痛风、类风湿性关节炎等)。

图 1–7 髌骨前面的滑液囊炎

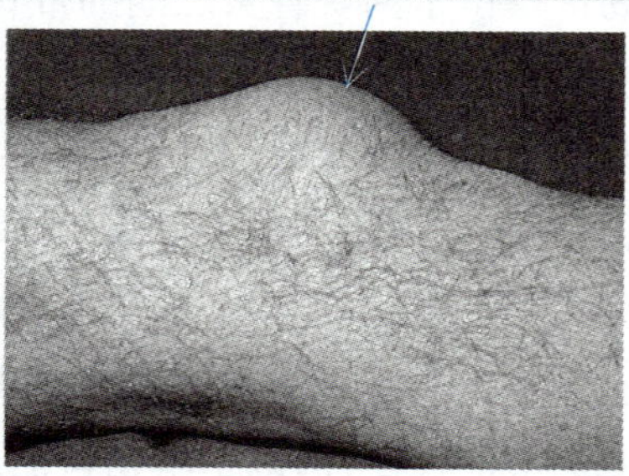

临床检查时,可发现局部患处有压迫感,且牵张患处时,亦会引起疼痛。必要时可用超声波协助诊断。

关节引起的酸痛

关节是骨头与骨头交界的部位,包括骨头、软骨、滑膜、关节囊及关节腔等构造(图1–5)。外面还有韧带、肌腱、肌肉、滑液囊等软组织。除了软骨之外,所有的构造均受到神经的支配,因此,当关节发炎、肿胀时,这些神经末梢会感受到物理(胀大)及化学(分泌各种物质)的刺激,引起酸痛的感觉。

会导致关节炎的原因很多,包括外伤、退化、新陈代谢、病原菌及自体免疫等。大多数患者平时就会觉得酸酸胀胀的,一旦急性发炎时,更是感到“热热的”、“烧烧的”,甚至痛如刀割。

临床检查时,关节会有肿胀、发红现象,局部有压痛点,关节活动度会变差,且活动该关节时,还会诱发或加重酸痛的感觉。此外,检查时还必须区别,酸痛到底是来自于关节本身还是周遭的软组织。

关节炎的治疗除需要适当的休息外，急性期要使用消炎止痛剂。若关节积水肿胀者，要以针管抽出，以免关节破坏、变形。必要时，也可进行关节腔类固醇注射。

神经引起的酸痛

神经就像电线一样，可接受外来的讯息，也可执行大脑的指令。而神经病变引起的疼痛，不仅在肢体的深部会感到又酸又重，在表皮上也会有烧灼感或针刺感，有些人甚至还会有间歇性的电击感传到部分或整个肢体。

神经有病变的人对于外界刺激会特别敏感，有时只要轻触该神经就会引起痛感；疲劳或情绪波动时，还会使酸痛加重。除了神经痛之外，神经病变患者也常会伴随着感觉功能（例如冷热感、触感）缺失肌肉无力及深部肌腱反射异常等，因此，必须由的经验的医师从上述症状中，去发现是哪一条或哪几条神经有问题。

酸痛TIPS　神经痛发生的部位

神经痛常发生在特定的部位，例如正中神经病变疼痛的部位，多集中在第1至第3指全部及第4指桡侧（靠近大拇指的一侧）一半的指腹及掌部。

而第5腰椎神经根的病变，其疼痛则会自下背部经臀部延伸至大腿后侧，并往下经小腿外侧及前方传到大脚趾，即一般所谓的坐骨神经痛。

1-3

酸痛的治疗与复健

酸痛治疗的原则，都是从简易可行且副作用较小的方式开始，例如休息、冷热疗、运动治疗、单纯止痛剂等再逐渐进行到具侵袭性且副作用较大的方式，例如手术、硬脊膜神经阻断术等。尤其专业医师的指导，更可提供患者最佳的选择。以下仅将治疗的方式作一简要的介绍，提供患者或一般民众参考。

正确的诊断

酸痛通常是一种警讯，提醒我们身体的某一部位或许多部位出了问题。但到底是出了什么问题，是肌肉疼痛，还是神经压迫？这往往有赖于专业的医师才能做正确的诊断。有些酸痛症状并不只是局部的问题，有可能与类风湿性关节炎、痛风、糖尿病或其他全身性疾病有关，所以必要时，医师也会建议做抽血检查、照X光、超声波或神经传导与肌电图检查。唯有诊断正确，才能在最短时间将酸痛减缓或消除。

休息

对于急性肌肉、肌腱、韧带受伤，急性关节炎，神经炎治疗的第一步，就是适当地休息或减少患处的活动与受力。休息一方面可让受伤的部位不再继续受到伤害，一方面则使其有机会复原。

找出致病因素并尽速改善

很多肌肉骨关节酸痛与久站、久坐、不良的姿势、长时间从事特定的工作（如打电脑）、工作环境不佳（如桌子太高、电脑荧幕不良等）、睡眠不足、情绪问题、运动过度、先天异常（如扁平足、长短腿等）等有关。这些因素都需要经由自己与医师好好研究，对于可能加重病情的因素更要尽速排除，酸痛症状才能获得改善。

例如很多上班族的下背痛，可能与久坐或坐姿不良有关，只要改善坐姿且每1小时起来走动一下，做做伸展运动，即可消除下背痛。又如电脑族常有肩颈痛的困扰，也多与长时间不停使用滑鼠及打电脑有关，若能保持正确的姿势，且每20~30分钟休息2~3分钟，做做肩、颈的伸展运动，即可有效改善症状。

复健（物理）治疗

急性期可使用冰敷以止血止痛，慢性期则可使用热疗（热敷、热水浴）以加速渗出物的排除。此外，热疗亦可使身体组织（如肌肉）放松，并可增进其延展性。其他还可使用电刺激、按摩及低能量激光，来减轻肢体的酸痛。

至于颈部和腰部神经根被压迫的患者（如骨性关节炎或椎间盘突出症），则可使用颈腰椎牵引来消除神经根的压迫。其他还包括牵张运动、肌力协调及平衡训练等运动治疗。

药物治疗

对于较轻的症状，可使用单纯止痛剂（如普拿疼）、非类固醇消炎止痛剂及肌肉放松剂来治疗。虽然消炎止痛剂以前常因肠胃的副作用，而为世人诟病，但近几年来新型的第二代环氧酶抑制剂（COX–2抑制剂）日新月异，对于肠胃的副作用已减少了许多。

至于较严重的酸痛症状，在必要时亦可加上镇静剂、抗忧郁药剂或吗啡类的止痛剂。对于局部病变（如肌腱炎、关节炎）必要时亦可使用类固醇局部注射。近年来，针对膝退化性关节炎的患者，使用玻尿酸关节腔注射，其成效约70%，且有效期平均可达半年。

针灸

对于急性肌膜疼痛，肌肉、肌腱、韧带扭伤等症状，针灸往往有立竿见影的效果。门诊常见有些患者的脖子落枕不能转动，扎针之后即可活动自如；又如急性下背扭伤的患者，在别人搀扶下一跛一跛地走进诊间，只在肌膜扳机点扎上一针即可健步如飞。至于关节炎或是各种慢性疼痛，针灸效果虽略微逊色，但仍有不错的效果。

不过，针灸仍可能有一些副作用，如局部血肿、酸痛及晕针等；至于气胸、神经损伤、细菌感染等副作用，在有经验的医师手中已绝少出现。

特殊的止痛疗法

对于严重、不易治疗的患者，可使用局部神经阻断术、硬脊膜神经阻断术等。其止痛原理主要是把局部止痛剂或止痛剂合并类固醇，注射到周边神经或脊髓神经附近，以达到止痛的效果。

整脊及关节松动术

乃是由治疗者针对肢体特定部位，朝某一特定方向，施予适当的力量，以改善脊椎或其他关节活动上的限制，进而影响神经系统功能，并促进身心的健康。在国外有专门的学校提供此方面人才的训练，台湾虽无专门学校，但近年来已有学者专家开班授课，并成立整脊或脊骨矫治医学会，以提供大众更多就医的机会。

整脊治疗对于许多急慢性肌肉骨关节病变，如下背痛、肩颈酸痛、五十肩及其他关节挛缩等，往往有立竿见影的效果，但须注意其禁忌证，如肿瘤、感染、关节不稳定、骨质疏松、骨折、动脉瘤、严重神经和血管病变等，以免产生不良的副作用。

手术疗法

手术对于酸痛的治疗，占着重要的地位。常见的如严重膝或髋关节骨性关节炎的患者，接受人工膝或髋关节置换术后，即可迅速消除关节的酸痛；对于年轻的膝骨性关节炎患者，若关节软骨的磨损只局限于内侧（或外侧），则可利用切骨术来矫正关节变形，并减轻内侧关节的压力与酸痛。此外，切除突出的椎间盘或肿瘤、修补断裂的肌腱或韧带、固定损坏或不稳定的关节，也都能疏解患处的酸痛。

近年来新发展的中枢神经电刺激植入术、经皮脊椎骨泥注入术及气球脊椎矫正术等，对酸痛的治疗也都有很大的帮助。

其他疗法

放松疗法、生物回馈、静坐、瑜伽及行为疗法等，均可经由中枢神经的影响而减轻酸痛。

1-4

辅助疗法——推拿

原始社会中，无论是人与人或人与野兽间的战争，总免不了产生筋骨损伤。当有损伤和病痛时，患者会不自觉地用手抚摸伤痛部位。这种反射动作逐渐发展成为医疗行为，经过不断地整理，就成为古代的推拿术。因为推拿属于非侵入性的治疗，操作方便，且不需特殊场地设备，不仅病患接受度高，也广为流传。

推拿简史

推拿，是我国最古老的医治疾病方法。所谓推拿就是通过手法作用于人体体表的特定部位，以调节机体的生理、病理状况，来达到治疗的目的。在我国现存最早的医学著作——秦汉时期的《内经》中，就记载了推拿可治痹症及腹痛。

推拿治疗必须在中医基础理论上“辨证施治”，以达到“治病必求其本”的目的。秦汉三国时期，产生了我国第一部按摩专著《黄帝岐伯按摩十卷》，可知按摩疗法在当时已经普遍应用。隋唐时期是按摩的兴旺时期，治疗疾病的范围扩展到了伤科领域；中医按摩也因当时隋唐文化的兴盛而传入朝鲜、日本、印度等国。明代时期，推拿被列入中医治疗十三科之中，尤其是小儿推拿的形成(由于小儿服药困难，推拿疗法也适用于小儿)。清代中医学的标准教科书《医宗金鉴》，将推拿列入正骨八法之中，同时强调人体解剖结构的重要，使推拿正式成为伤科治病的手法之一。

推拿理论

中医认为人体中有许多经络，气血循着经络而行，就能维持人体的生命与健康；若气血被阻塞，则会产生问题与疼痛，也就是中医所谓的“痛则不通，通则不痛”。因此，治疗方式以疏通经络为主,经脉畅通,就不会产生疼痛。

推拿的部位及手法的轻重

推拿的部位及手法的轻重,是依照经络的走向、病症虚实来决定补泻,以疏通患者经络,滑利关节,促使气血运行,调整脏腑功能,增强人体抗病能力,从而达到治疗病痛的目的。简单说,虚证用补,实证则用泻。

补 是补人体正气的不足,手法要轻而缓。

泻 是泻邪气之有余,手法要重而快。

例如关节肿胀属于实证,不可推拿,但是若以补其他关节的经络穴道来泻正在肿胀的关节,也是一种方法。

推拿的方法

推拿手法是利用许多不同形式的操作方法, 来刺激人体的经络穴位。常用手法可粗略归纳为数类。

以按提为主 如按法、拿法、掐法等。

以摩擦为主 如推法、摩法、搓法等。

以振动肢体为主 如摇法、滚法、抖法、扳法等。

推拿手法的熟练程度与如何运用,对治疗效果有直接影响。进行次序为由轻而重、由浅而深、由慢而快、先急后缓;手法则要持久、有力、均匀、柔和,从而达到深透作用。推拿治疗的整个过程,要精细地研究疾病的特点,随时观察病情的变化,即时决定适宜的治疗方案。

推拿疗法的适应证和禁忌证

适应证

推拿的适应证很广泛。如外感的发热发冷、头痛、头晕；内伤杂病的慢性泄泻、胃痛、腰痛、痹症；外伤科软组织损伤、椎间盘突出、颈椎病变、肩风、腰椎骨性关节炎、关节扭挫伤；小儿的疳积、急慢惊风、小儿麻痹后遗症；妇科的痛经等。

禁忌证

推拿的禁忌证大致上可归纳为以下几点。

- 病程已久、身体虚弱者，禁不起推拿按压，可能会出现眩晕、休克的症状。
- 传染性或溃疡的皮肤病、烫伤患部和开放性创伤。
- 怀孕、经期、产后恶露未净（子宫尚未复原）时，小腹不可推拿，以免发生流产或大出血。
- 急性传染病、肿瘤以及其他病情严重的患者。极度疲劳和酒醉、沟通困难及无法配合的患者。
- 神经压迫症状较严重者，如出现大小便失禁及脊髓病变。
- 诊断不明的疾病也要避免。

传统推拿与物理治疗的比较

传统推拿与物理治疗的差异，主要是理论基础、治疗方法及疗效的不同。

物理治疗

物理治疗是属于西医系统，发展只有近百年的时间，但是发展却很快速，都是经过许多临床实验才发表出来的治疗方法。物理治疗是以肌肉骨骼、神经血管等人体的解剖系统为理论基础，找出问题的所在器官或组织，然后针对器官或组织来做治疗。

西医所谓的物理治疗，是指用物理的方法来达到治疗效果，包括三方面：运动治疗、徒手治疗和仪器治疗。若是要比较物理治疗与中医推拿，最令人困惑的是按摩部分。物理治疗的按摩，是依据治疗组织的不同而改变。

- 针对肌肉的按摩，例如脸部肌肉麻痹的脸部按摩，可改善循环，防止肌肉萎缩。
- 针对肌腱、韧带的按摩，称为深层摩擦按摩法，可促进肌腱与韧带的再生，增加韧性及去除组织间的粘黏。
- 神经松动术，可松开紧缩或粘黏的神经，恢复弹性与活性。
- 针对淋巴循环的按摩，可消除淋巴水肿，增加肢体的淋巴与血液循环。
- 对于关节的问题，一般不做按摩，而是做关节松动术、关节运动，并辅以深部热疗及电刺激来疏解疼痛。

传统推拿

中医推拿的疗效，注重经络的畅通，所以，通常会有促进血液循环与放松肌肉的效果。因此，疼痛如果是由经络阻塞、气血不畅引起，推拿的疗效就不错；但疼痛若是由于组织器官的病变引起，则必须做物理治疗才有较直接的疗效。

不论是接受哪一种治疗，在治疗前都应该有仔细的评估，然后根据诊断给予适当的治疗，才是正确的医疗行为。特别要注意的是，对于严重的脊椎病变和血管异常的患者，若施以不当的推拿或整脊，则可能造成骨折、脑中风、神经压迫，甚至死亡等并发症。所以，最好是经过医师仔细地诊断、评估之后，再做治疗。

常用推拿手法

推法 拿法

1 推法

适应证：腰背部陈旧性损伤、肌膜疼痛、肌腱炎、各种慢性肌肉劳损及风湿疼痛。

1

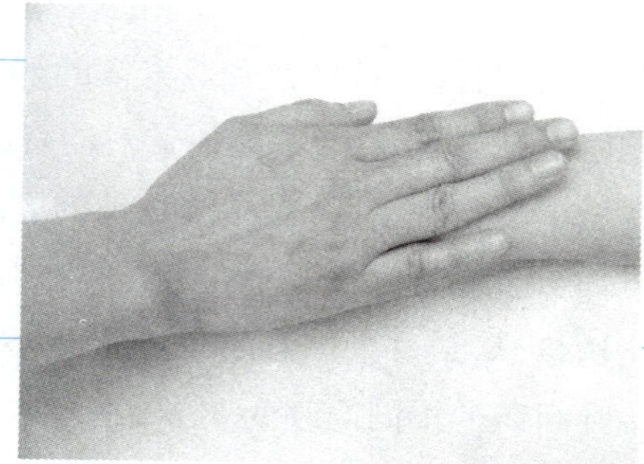

图 1-8　推法

动作：用掌面或手指于软组织（如肌肉、肌腱及韧带等）的表面，进行上下左右推动。力道应均匀而有力，才能直达较深部的软组织，频率约每分钟30~40次。

功效：增加局部血液循环，去淤生新，可消肿及减轻患部的酸痛，也能使痉挛的深部软组织放松，有助于粘黏的肌腱、韧带、疤痕组织软化分离。

2 拿法

适应证：拿法常合并揉捏或弹放一起使用，临床常用于头颈、四肢及腰背部肌肉肥厚部位，因此适合肌膜疼痛、肌腱炎、各种慢性肌肉劳损及关节炎。

2

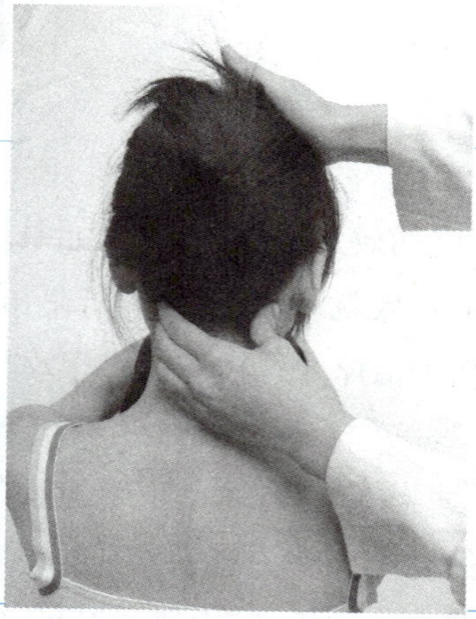

图 1-9　拿法

动作：以拇指及其余四指相对用力拿捏肌肉或肌腱，拿捏时的力量须与肌肉走向呈垂直方向。

功效：可强烈地刺激肌肉、神经及软组织，有助于缓解肌肉痉挛，改善局部血液与淋巴循环；此外，此法亦有消肿止痛及增进萎缩肌肉张力之功效。

3

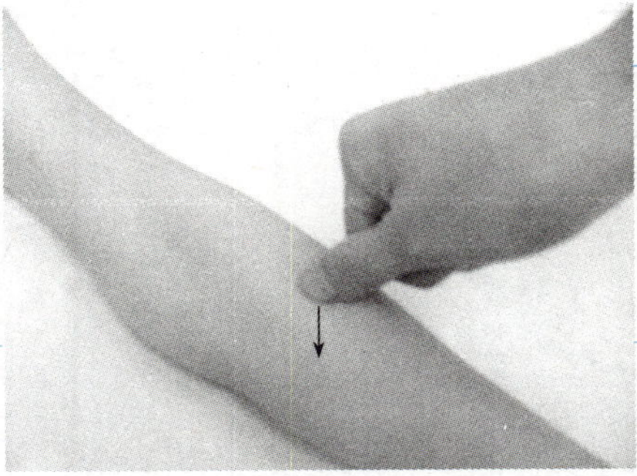

图 1–10　按法

动作：以一定的压力，用手指掌侧或拇指在患部或穴道上按压揉动，平均每秒钟两次。

功效：透过刺激穴道，调整经络淤滞的气血，能使突出移位的组织复位，减轻神经的压迫。对于粘黏的韧带也有分离的作用。

4

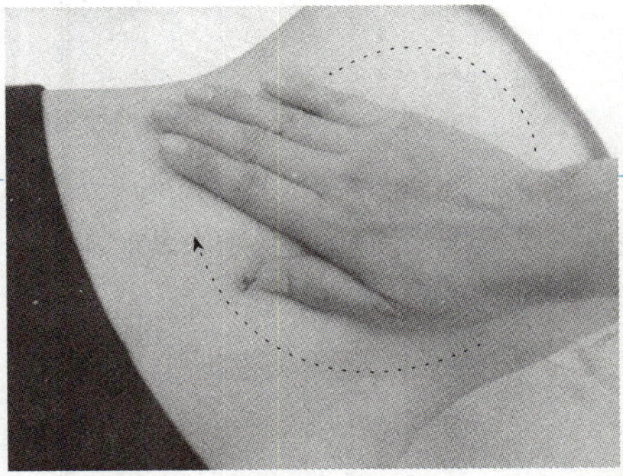

图 1–11　摩法

动作：用指腹或手掌接触治疗部位，轻轻地做来回圆形或直线形的抚摩动作，力道应均匀有力且达较深部的软组织。

功效：此为最轻度的皮肤刺激，配合滑石粉或油类慢慢地摩揉，还有镇静效果。可消肿散淤及借由放松痉挛软组织，来减轻患部的酸痛。

3 按法

适应证：点状的加压刺激法，常用于针灸的经穴，尤其是四肢和其他肌肉较丰满的部位。较大力量的按压法，对腰椎间盘突出、慢性腰背部劳损及坐骨神经痛合并肌肉紧绷疼痛，也有缓解的作用。

常用推拿手法

按法 摩法

4 摩法

适应证：在一般理筋手法的开始及结束时使用，可适用于全身各部位。此手法较轻柔，故在筋骨损伤稳定后初期即可使用。

5 搓法

适应证：常用于四肢、肩膀、膝盖等关节或腰背胸胁肌肉的丰满处。此法常于理筋手法的结束阶段使用。

常用推拿手法

搓法

滚法

5

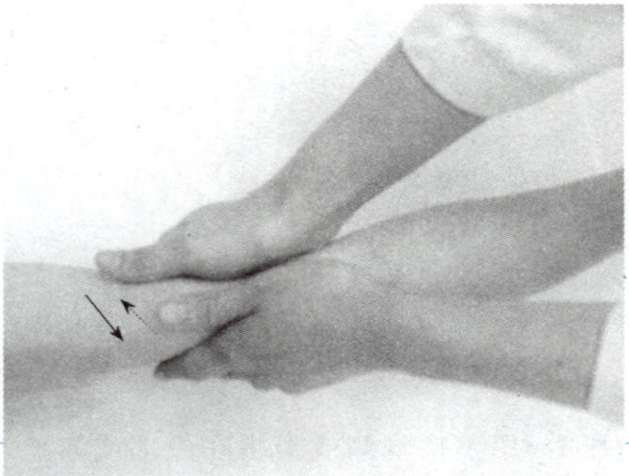

图 1–12　搓法

动作：搓法是用两手掌心平行包夹住肢体的治疗部位，再做前后或上下搓动。

功效：有松弛肌肉、消除肌肉疲劳及调整肌群协调能力的作用。

6 滚法

适应证：适用于颈项、腰背、大腿等肌肉肥厚的地方，不管是肌膜疼痛或各种慢性肌肉劳损皆可使用。

6

动作：手呈半握拳状，用手背掌指关节突出部分在身体上做来回滚动的动作。

功效：属于深度的皮肤刺激，可放松肌肉，改善血液循环。

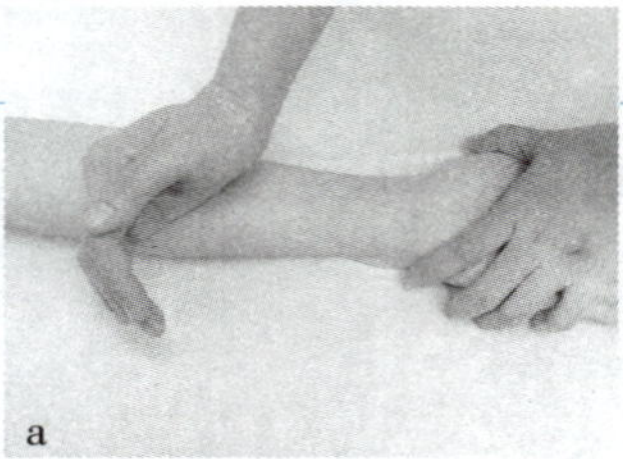

a

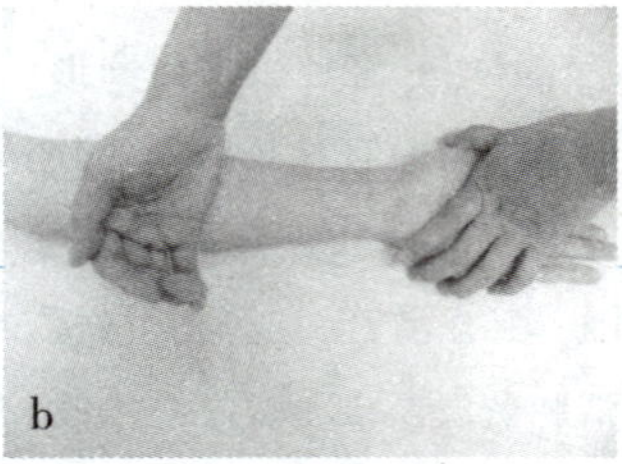

b

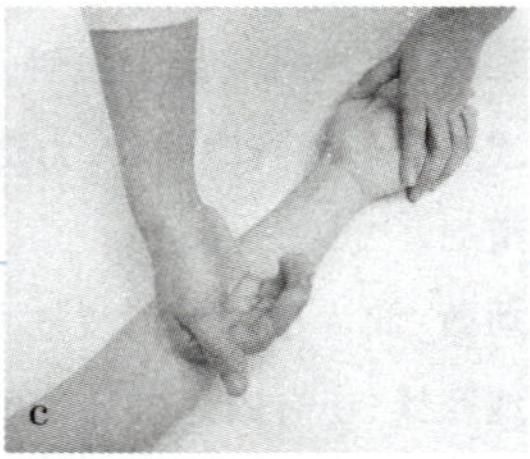

c

图 1–13　滚法

7 揉法

适应证： 可适用于全身各部位，包括头颈躯干及四肢的伤筋、胸腹部的挫伤血肿。

7

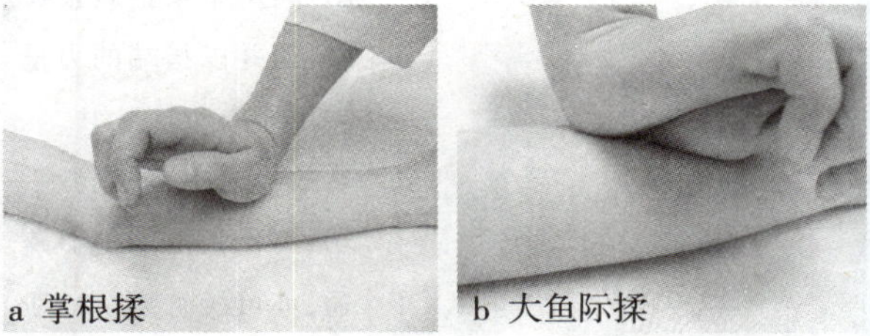

图 1-14　掌揉法

动作：用手指或手掌的掌根(靠近手腕处)或大鱼际(靠近大拇指底端肌肉肥厚处，像鱼肚的地方)，在皮肤上轻轻回旋揉动的手法。此时治疗者的手不能移开所接触的部位，以使皮下组织随之滑动。

功效：此为较轻度的刺激，可消除外伤引起的淤血肿胀，并可减轻疼痛。也可用来缓和其他强刺激的手法，作为收尾的部分。有时会以垂直筋肉走向的方式揉动，并配合拨动筋络的手法，具有缓解痉挛、松动组织粘黏的效果。

8 抖法

适应证： 多用于四肢关节，常于理筋手法结束时使用。

8

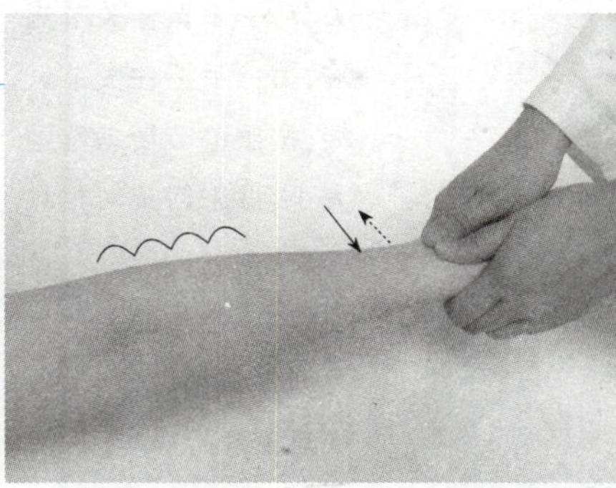

图 1-15　抖法

动作：用手工握住肢体的远端部分，轻轻抖动肢体。

功效：可松弛肌肉和关节，协助关节恢复正常功能活动。

9 掐法

适应证：点状的加压刺激法，常用于骨缝或筋骨间的凹陷部位。对肌肉紧绷型头痛、慢性肌腱炎及一些关节疼痛均有缓解作用。

9

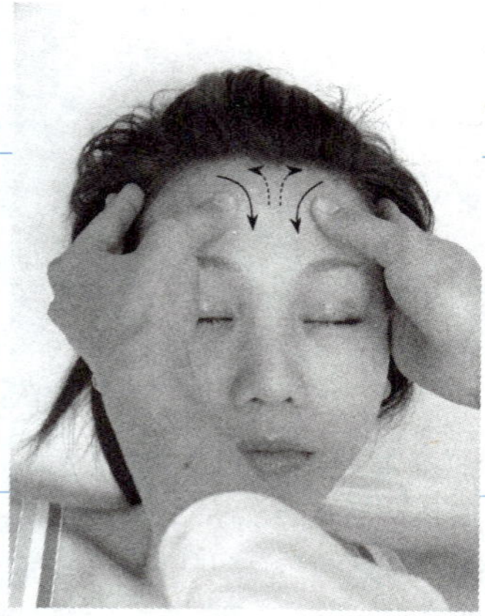

动作：用手指指腹按在患部，并以指端的力量去压迫推动软组织。

功效：较强烈的刺激手法，可使淤滞的气血疏通，亦可缓解痉挛的肌肉。

图 1-16　掐法

常用推拿手法

掐法

摇法

10 摇法

适应证：多用于四肢关节、颈部及腰部等发炎僵硬的状况。

10

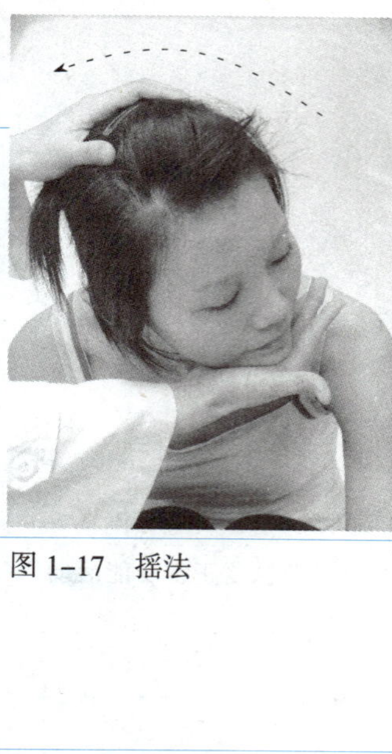

动作：用两手托住患处关节，一手握住关节近端，另一手握住关节远端，按照关节活动范围大小，做来回旋转摇晃的动作。

功效：使粘黏的关节囊及韧带松动，协助关节恢复正常的功能。

图 1-17　摇法

11 扳法

适应证：使用的部位以颈椎及腰椎居多，使用时机包括肌肉拉伤的亚急性期、椎间盘突出及慢性关节炎。但是若出现神经压迫的症状（如肢体麻木、无力）时，则不可贸然使用此手法，最好就医接受进一步的诊疗，以免造成病情的恶化。

常用推拿手法

扳法

11

图 1–18　扳法

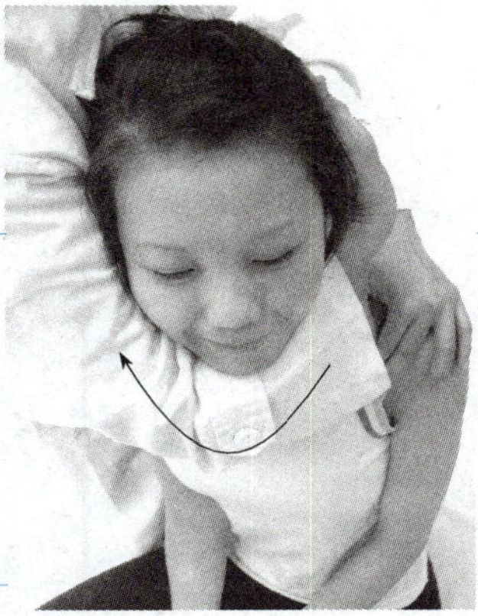

a　颈椎提升旋转扳法

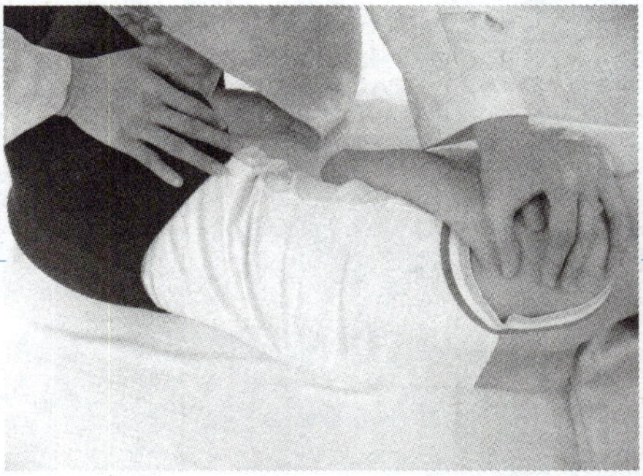

b　腰椎斜扳法

动作：扳动脊椎等相连接的关节，使关节伸展或旋转活动。需依据关节的活动范围，来掌握旋转晃动的角度及力量，例如：为了拉开上下紧扣的关节，在颈部需先提伸牵引再旋转扳动；在腰部操作时，则需一手推肩，另一手搬臀，以相反方向用力使脊椎旋转松动。

功效：可松弛关节周围的韧带及肌肉，改变关节中的压力。协助关节恢复正常的相对位置。对于僵持的关节及发炎后的组织粘黏都有帮助。

Part2
酸痛速解法

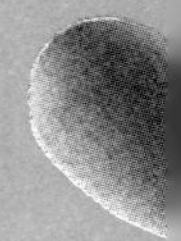

到底是哪里痛？有的人可以清楚指明痛处，有的人却老半天找不到痛点，反正就是全身上下感觉酸麻疼痛。其实，引发身体各部位疼痛的原因不尽相同，治疗方式当然也不能一体适用。本篇将依照腰、背、臀、腿的酸痛症状，详细图示发生部位的构造，再以临床实例导引，解说该部位常见病症、治疗方法（药物、注射、复健、手术）、除痛动作、注意事项、保健方法（习惯、生活）等，期能迅速找出痛因，对症治疗，使患者不再每天喊痛。

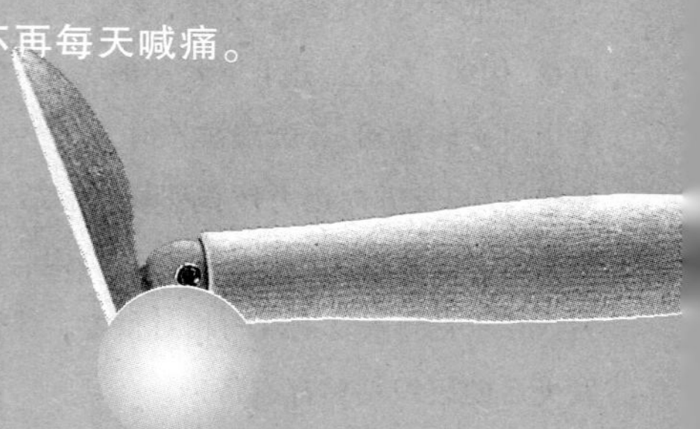

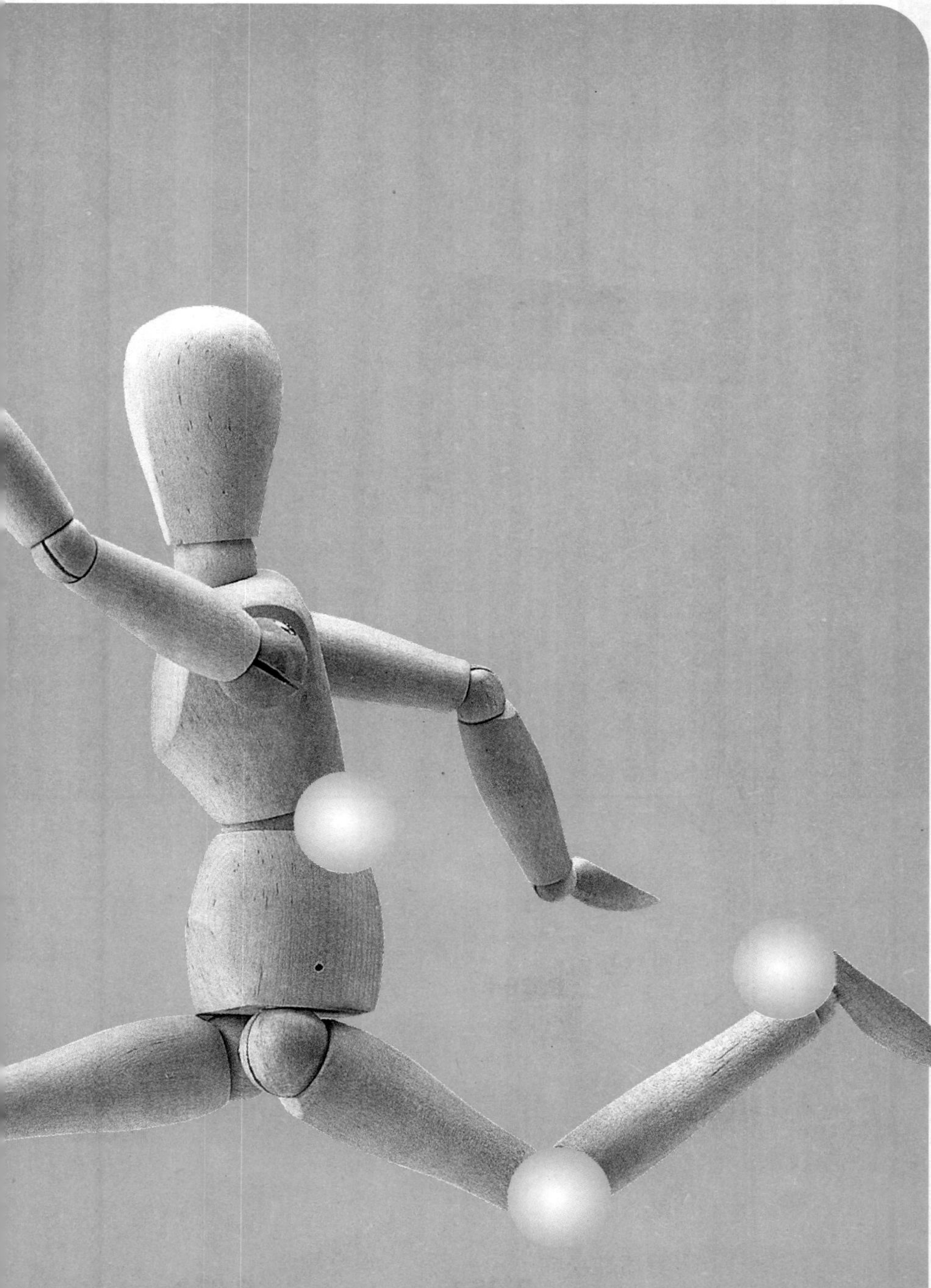

2-1

腰酸背痛

腰酸背痛知多少?

腰酸背痛又称下背痛，通常是指背部肋骨以下至臀部横纹之间的疼痛，但有时也会延伸到下肢或其他部位。根据临床统计，约80%以上的人曾受过下背痛的困扰；然而，大部分的背痛是短暂的，经过适当的休息便会自行痊愈；只有少部分的背痛会持续很久，需要进一步的检查与治疗。

腰酸背痛虽然常见于中老年人，其实年轻人下背痛的比率也很高，有些报告甚至认为腰酸背痛的好发年龄多在25岁至35岁之间。另外，有些职业如搬运工人、农夫、护士、作业人员、卡车司机等，背痛的比率也特别高，可能是常需弯腰做事及搬重物的关系。有些研究亦指出，易焦虑、从事较单调或是需久坐、久站工作者，也常会有腰酸背痛的问题，例如长时间操作电脑者，腰痛的发生率可达30%，是没有使用者的10倍之多。

根据新西兰物理治疗专家麦坎基先生的研究分析，80%的腰酸背痛是由于机械性的原因造成，亦即姿势不良、工作习惯欠佳，以及用力不当等因素导致背部功能失调，最后演变成腰脊椎结构失序。大多数学者都认为腰酸背痛与性别、身高、体重、遗传等无关，但也有例外（例如僵直性脊椎炎好发于年轻男性身上，而且与家族遗传有关联）。

造成腰酸背痛的原因

很多人认为腰酸背痛的产生，一定是“腰子”(肾脏)出了问题，其实是以偏概全的错误观念。因为大多数的腰酸背痛，其实是由于腰脊椎的病变引起，常见的如肌肉或韧带拉伤、肌膜疼痛症候群、椎间盘突出症、骨性关节炎(又称“退化性关节炎”，俗称“骨刺”)、脊椎滑脱症、脊椎狭窄症、骨质疏松症及僵直性脊椎炎等。至于肾脏疾病(例如结石)、肿瘤、骨折、肝胆疾病及血管病变等，虽也可能引起腰酸背痛，但比率很低。当然，除了疾病的原因外，还有很多腰酸背痛是由于姿势不良、施力不当，造成背部肌肉、韧带伤害。严重者甚至会造成椎间盘突出及坐骨神经的压迫，进而导致背部及下肢的疼痛及活动障碍。

容易引发腰酸背痛的状况，包括弯腰或扭伤腰搬重物、外伤、打喷嚏、久坐或久站、不良的姿势、穿高跟鞋、过胖、抽烟、精神压力、体适能差、躯干肌力不足或工作的性质易引起腰椎的震荡(例如开大卡车)等。至于有些运动常需要做出急速扭转腰、弯腰的动作，例如乒乓球、网球、高尔夫球等，也可能引起腰酸背痛；甚至一些常需要做出腰椎过度后抑的动作，例如舞蹈、体操、跳高等，也是相当容易引起腰椎的伤害。

腰椎酸痛的临床实例

【实例1】

张老太太（近80岁），平时背就驼得厉害，3年前曾发生一次小中风，但复原得不错。2天前却在洗澡时，不小心滑了一跤，当场背痛得站不起来。

临床症状：发现患者坐在轮椅上，痛得无法站起来。医师为了确定部位，用拳头轻轻敲击背部脊椎附近，患者却唉叫一声，说痛得要命。

胸腰椎X光：发现腰椎第一节有压迫性骨折（图2-1），且脊椎骨前方已压扁大半了。

医师诊断

经诊断为“骨质疏松症并第一腰椎压迫性骨折”，医师处方：口服止痛剂，并注射密钙息针剂(一种治疗骨质疏松症的药剂，兼具止痛效果)，也嘱咐患者卧床休息数天，若要起身时，建议穿戴硬背架。一周后，患者的症状逐渐好转，可下床走路，疼痛也减轻了许多。

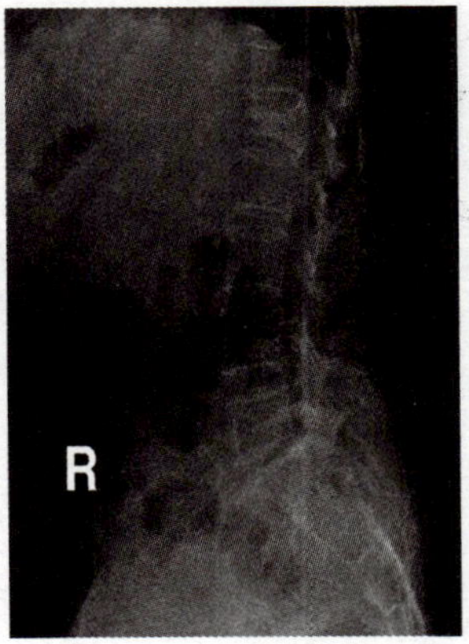

图2-1 腰椎压迫性骨折

【实例2】

林小姐（25岁），是医院加护病房的护士，除了常弯腰替患者做护理工作之外，也时常需要搬动活动不便的患者。最近半年来常有腰酸背痛的情形，在一次搬移病床的过程中，突然觉得一阵剧烈腰痛，导致无法直立。一周后，疼痛由腰部转到右侧臀部，且沿着大腿蔓延到小腿，行走时右下肢也有疼痛无力的现象。

- 临床检查：发现有坐骨神经痛的症状；直脚抬高测试时（图2-2），右腿抬高至30°即引发右腰及右腿的疼痛；臀大肌力量变差，且右踝跟腱反射降低。
- X光检查：显示第5节腰椎和第1节脊椎的间隙变窄，且腰椎也变得僵硬。
- 肌电图检查：发现右侧第1条脊椎神经很有问题。
- 磁振造影检查：看到第5节腰椎和第1节脊椎关节处，有椎间盘往右外侧突出压迫神经根的现象。

医师诊断

诊断为“椎间盘突出并坐骨神经痛压迫”后，接受腰椎牵引、干扰波及运动治疗，并于工作时穿着束腹来加强脊柱的支撑力，同时也注意避免错误的姿势及减少站立时间。患者的坐骨神经痛于3个月后痊愈，也较少腰酸背痛的情形了。

*脚于伸直抬高时，如会引发腰部及下肢疼痛，表示腰部有神经受到刺激的情况。

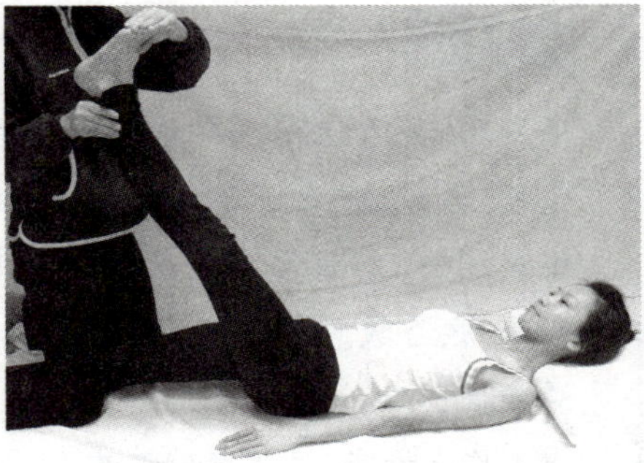

图 2-2　直脚抬高测试

【实例 3】

王先生(40岁)，在搬动花盆时，突然感到右腰部剧烈疼痛，弯腰或腹部用力时疼痛还会加剧，以至于身体歪斜无法挺直行走。

临床检查：发现腰部肌肉痉挛，有明显的压痛点及功能性脊柱侧弯。

医师诊断

诊断为“急性扭伤”后，服用消炎止痛药物时，针刺委中、阳陵泉（图2-42、图2-43）等穴道及局部经皮神经电刺激治疗，肌肉痉挛与疼痛很快就减轻了，下背痛也于3天后缓解。

【实例4】

王先生（40岁）是一位职业驾驶员，每天开车往返台北和台中3次，每次至少要2~3小时车程。近两个月来，常感到腰酸背痛，尤其是每天最后一趟车程结束后，由椅子上站起来时，腰常酸到直不起身来，必须用手垂打背部几下，才觉得舒服一点。

临床检查：发现腰背肌肉相当僵硬，且有明显的压痛点及紧绷的肌肉硬块。当身体前弯及后仰时都会引起背痛。

医学检查：腰部X光片及神经方面的检查全都正常。

医师诊断

诊断为“肌膜疼痛症候群”后，给予局部干扰及热敷，并配合针灸及伸展运动，使疼痛症状明显改善。另外也建议其在行车当中，遇到红灯或临时停车时，可做一些腰部后抑的运动；平时亦建议每周做拉筋运动及背肌强化运动两三次。

腰椎的构造与功能

人类的脊柱是由26块脊椎骨组成，彼此由韧带连接，形成脊椎关节。正常的脊柱，从正面及背面看都应是呈一直线的；但从侧面看，则成S形弧线，在颈部及腰部微向前弯，在胸部及尾骨则微向后弯（图2–3）。

图 2–3 脊椎及脊髓神经

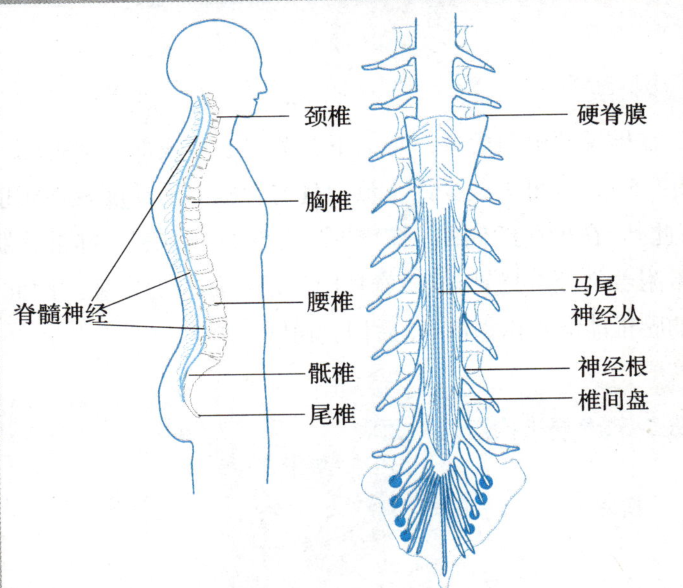

脊椎骨

每一个脊椎骨都包括椎体及椎弓两个部分（图2–4），椎体在前，负责承载身体的重量；椎弓在后，具有保护脊椎管内神经血管的功能。其中腰椎分为5节，尤其腰椎第5节是承受体重最大的椎骨，许多病变常发生于此；其次是骶椎第一节与腰椎第4节。

图 2-4 脊椎构造的横切面

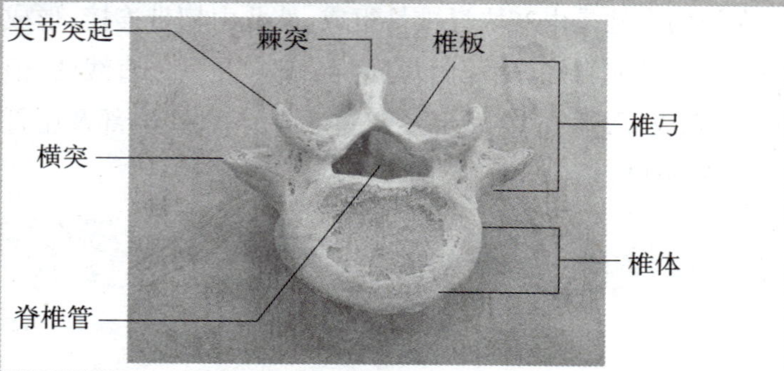

在椎弓两侧斜后方，有上下关节突起形成的“小面关节”（图2-5），也可承载少许重量，且与脊椎的活动度及稳定度有关；此外，在椎弓两侧的“横突”及后方的“棘突”，都是背肌和韧带附着之处，可借以提供脊柱的运动功能与稳定度。因此，人们的腰椎能够自由做前弯、后仰、旋转等动作。

图 2-5 脊椎构造的斜面观

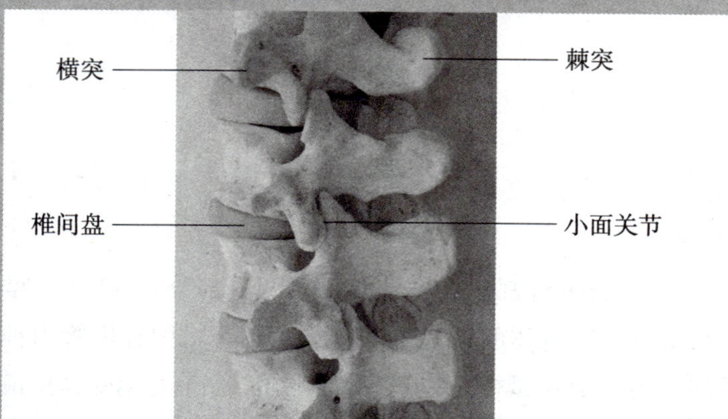

椎间盘

椎骨间的"椎间盘"(图 2–6),也是由两部分构成,中心呈黏胶状的髓核部分,被外面一层层的纤维环包围,所以是一种带有弹性的软骨,不仅可吸引外来的冲击力,亦有助于椎间关节的活动。椎间盘内的含水量是决定其弹性的主要因素,在 20 岁前,椎间盘内的含水量可达 80%;但 20 岁以后,由于新陈代谢下降,水分会逐渐流失;等到 40 岁时,含水量降至 40%,而弹性亦随之退减。

图 2–6 椎间盘的构造

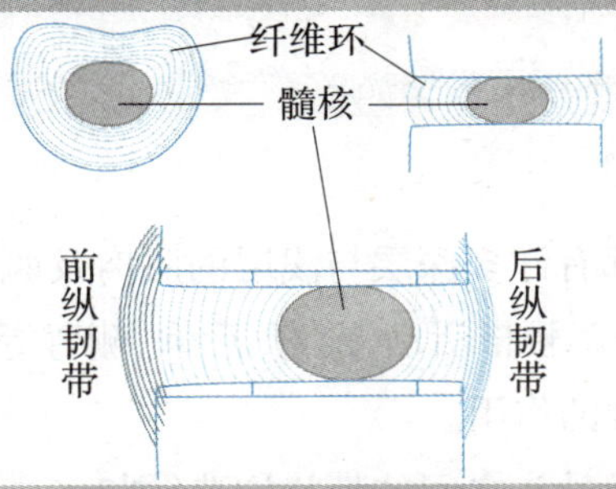

脊髓

在脊柱中的"脊髓",是连接大脑与周边神经的重要系统,借由神经根穿出椎间孔以联系周边神经(图 2–7),支配全身的皮肤感觉与肌肉力量。在每一节椎间管两旁各有一对脊髓神经,其中腰骶部的脊椎神经专司我们下半身的功能, 尤其坐骨神经是人体最大、最粗、最长的周边神经,由腰椎第 4 节至骶椎第 3 节神经组成,管辖大腿后侧至小腿以下的皮肤感觉与膝关节弯曲、踝部的动作(图 2–8)。

注 脊椎是指脊椎骨,脊髓则是指脊椎骨当中的神经。

图 2-7 椎间孔与神经根

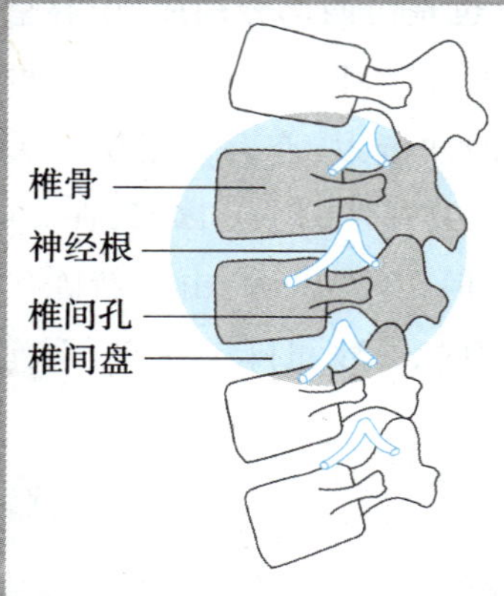

图 2-8 坐骨神经

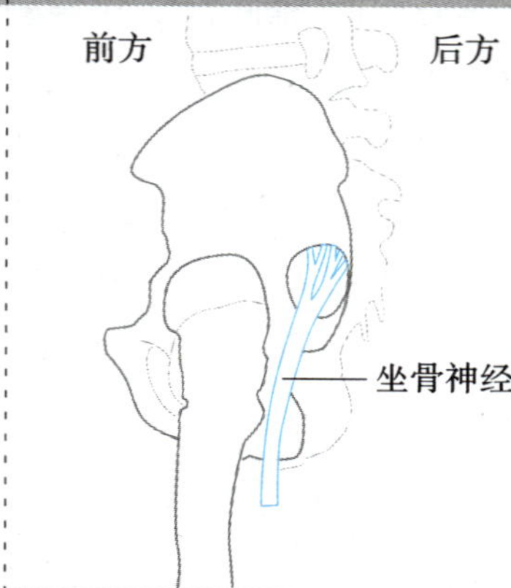

肌肉与韧带

下背与腹部有许多深层与浅层的肌肉及肌膜，包围在腰椎的四周。除了带动腰椎活动(前弯、后仰、侧弯等)之外,肌肉亦有稳定及保护腰椎的作用。

韧带是位于骨头之间的带状构造(图2-6),可限制腰椎的活动,也与腰椎的稳定性有关。

肌肉与韧带的病变,也是腰酸背痛最常见的原因之一。

腰椎酸痛的常见病症

急性腰扭伤(俗称"闪腰")

可能病因 ▶常见于弯腰搬动重物时，因为姿势不正确、用力过猛,或在湿滑地面失足跌倒后发生。原因是腰部肌肉、筋膜、韧带或椎间盘承受超过负荷的活动,引发腰的急性疼痛。

临床症状 ▶扭伤发生后,会立即感到腰骶部剧烈疼痛,特别是腰向前弯时更明显;咳嗽、打喷嚏及腹部用力时,疼痛也会加剧。身体会保持在一个特定的固定姿势,以减轻疼痛,结果也使身体歪斜无法挺直。

诊断检查 ▶发现腰部肌肉痉挛，有明显的局限性压痛点及功能性脊柱侧弯(详见 P.73"脊柱侧弯")。X 光片中,骨头方面多为正常,但也常见到功能性脊柱侧弯。

治疗方式▶卧床休息、局部冰敷、消炎止痛药物、针灸治疗及电刺激,来减轻肌肉痉挛与疼痛。

肌腱炎或"肌膜疼痛症候群"

可能病因 ▶这是肌肉、肌腱长时间且重复地过度使用造成的,例如长时间地站立、久坐、姿势不良、弯腰搬重物等日常工作,都会使背肌负荷过重而造成肌膜疼痛。若因运动间接造成的下背疼痛,则以肌腱炎或肌肉疲乏居多。

临床症状 ▶肌膜疼痛症候群的特点是局部肌膜的疼痛，通常具有扳机点(西医又称为"引痛点"(rigger point),中医则称为"阿是穴"或"天应穴"),若触及此扳机点,就会引发典型的转移痛。扳机点处通常可发现有局部的痛点及紧绷的肌肉带，有时在触压或针刺时,亦可引发局部的抽动。

治疗方式 ▶一般在局部做治疗，并辅以患部肌筋的被动伸展。局部治疗包括冷喷、超声波、低能量激光等，亦可使用局部麻醉剂、生理食盐水或针头，做扳机点的局部注射或刺激。除了避免不良的姿势及肌肉长时间用力收缩之外，应维持良好的体能、充分的睡眠及适当的运动，尤其是患部肌筋的反复被动伸展运动，是避免肌膜疼痛症候群反复发作的最佳方法。

酸痛TIPS　女性为什么常常腰酸背痛？

家庭主妇有很多工作需要弯着腰或久站才能完成，例如煮菜、洗碗、清洁浴缸、扫地、拖地，常会导致腰部筋膜、肌肉的酸痛。尤其是身体发胖后，会对腰椎、膝盖及足部的负担加重许多，加上长期累积的慢性劳损，渐渐地，腰酸背痛，甚至膝盖酸软无力、足底疼痛等症状，都会慢慢浮现出来。

此外，照顾幼儿的妈妈时常需要弯腰处理杂务，例如帮小孩洗澡、穿脱衣服鞋袜、喂宝宝吃东西，也容易导致腰酸背痛。常见的原因以慢性肌膜疼痛最多，有时也会遇到急性腰扭伤的状况。

椎间盘突出

可能病因 ▶由于腰部椎间盘受力，造成外圈纤维环断裂，而使中心部分的髓核向外突出，称为椎间盘突出(图 2-9、图 2-10)。椎间盘突出可因外伤、怀孕、不正确的姿势(弯腰提重物)、久坐或久站而引起。

图 2-9 椎间盘突出

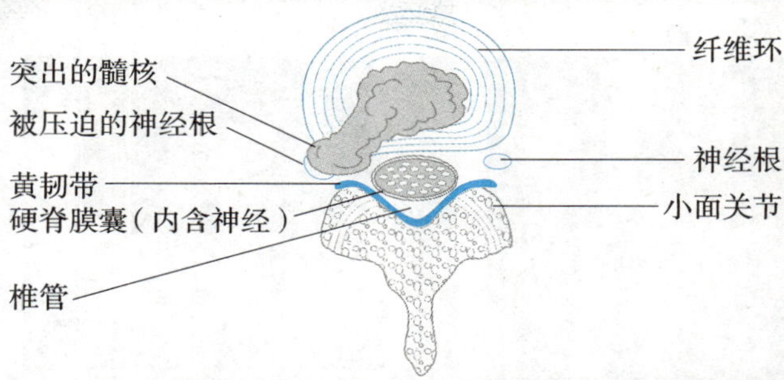

影响部位 ▶大多发生在第 4、5 腰椎间及第 5 腰椎和第 1 节骶椎之间。

临床症状 ▶椎间盘突出因其含水量的多寡以及有无骨刺形成，可分成软型与硬型两种。

种类	族群	症状	治疗效果
软型	年轻人	单纯的“髓核”部分移位，其他椎间关节及椎管都正常	初患时可能只因背肌痉挛而感到腰痛，这时给予适当休息及复健治疗，常会有不错的治疗效果。但若突出的软骨太大，或没有及早治疗，就会压迫神经而引发坐骨神经痛，甚至造成肌肉萎缩无力、神经反射降低及行走困难等症状
硬型	40 岁以后的中老年人	不仅是“髓核”移位，更伴随有种种退化的情形，例如关节发炎肥大、椎管狭窄、骨刺形成及脊柱脱位等	治疗效果比较差，往往手术后仍然无法完全免于疼痛

图 2–10 椎间盘突出（磁振造影检查）

a 矢状切面　b 横切面

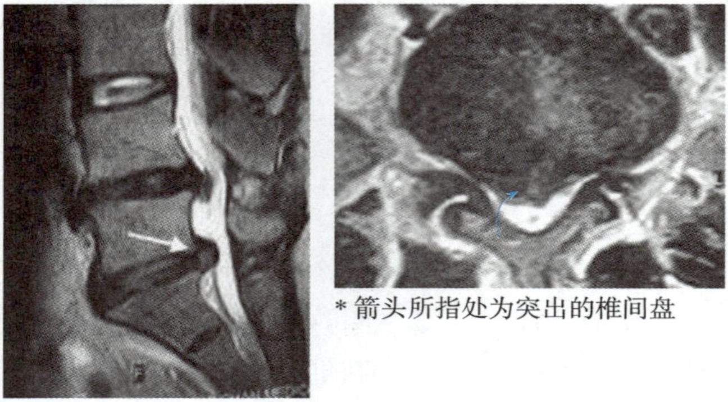

* 箭头所指处为突出的椎间盘

诊断检查 ▶以电脑断层扫描、磁振造影等影像检查为主，X 光片及肌电图检查也可提供参考。

治疗方式 ▶包括卧床休息、冷热敷、药物、电刺激、腰椎牵引、运动、针灸、整脊、神经阻断及手术治疗等。不过，有下列 3 种情况时，通常须考虑手术治疗。

- 经过各种非手术治疗 2~3 周后，仍有无法忍受的疼痛。
- 严重或进行性的下肢肌肉无力。
- 马尾神经压迫，导致大小便功能异常。

酸痛TIPS 怀孕妇女的下背痛

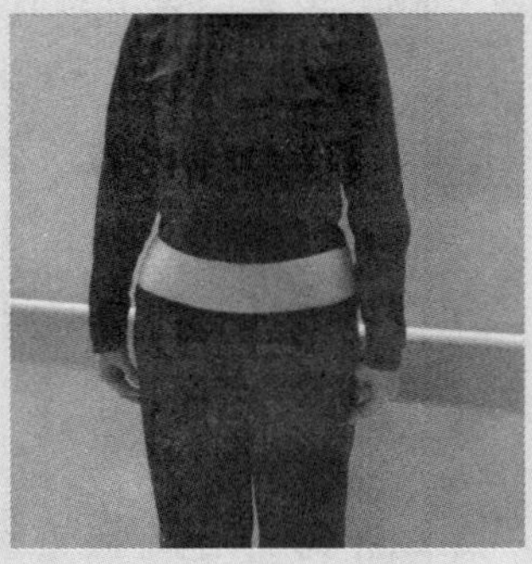

图 2–11 骨盘带

怀孕期间由于子宫体积增大，造成骨盆前倾和腰椎过度后仰，而原本可阻抗骨盆前倾的骶髂关节，却随着胎儿的成长而日渐松弛。这些力学上的原因，都使得孕妇容易在下背部、骨盆及骶髂部感觉不适。

根据调查研究，有高达九成的东方妇女和五成的西方妇女在产前会有下背痛的情况，而有三、四成的妇女则在分娩后仍有下背痛的毛病，尤其是那些怀孕前体重过重的妇女。据估计，只有万分之一孕妇的下背痛是由于腰椎椎间盘突出引起。至于孕妇的身高、怀孕的年纪及胎儿的体重，与孕期前后的肌肉骨骼疼痛的严重度是否有关联，仍众说纷纭，目前并无一致性的结论。

对于孕妇下背痛的治疗，除了适当的运动处方之外，可使用托腹带或骨盘带(trochanteric belt，适用于骶髂关节疼痛的患者，如图2–11)，配合温和的肌肉按摩，适量地补充钙、铁、镁、热量(较未怀孕前每天多300大卡)，足量的饮水(每日尿量最好维持在1500毫升以上)、蔬果摄取，以及避免提重物等，均可减少孕期前后疼痛不适的发生。

至于时下流行的SPA温泉浴等热疗对于孕妇是不适合的，因为高温可能会影响胎儿的神经管发育。再者，腰椎牵引和治疗性超声波也不适用于孕妇。

腰椎退化性关节炎（或"骨性关节炎"）

可能病因 ▶这是长期累积的结果，刚开始是脊椎软骨退化、关节发炎、疼痛，接着因关节修补的结果，会产生大小不一的骨赘，也就是俗称的"骨刺"。

- 由于关节长时间的发炎，关节周遭的韧带和其他软组织也会纤维化而变硬，使原本保护神经的构造失去弹性，再配合骨刺的夹攻，脊髓神经就会被压迫造成腰痛，或引起坐骨神经痛。
- "小面关节"也会发炎、退化，使脊椎的稳定度变差，甚至造成"脊椎滑脱"。经常搬重物、长期弯腰工作或脊椎有过严重外伤者，都容易形成小面关节及椎间关节的退化性关节炎。

临床症状 ▶有些长骨刺的人并没有任何症状，因此，影像检查上所看到的骨刺，必须与临床症状配合才有意义。

诊断检查 ▶除了 X 光片、电脑断层扫描、磁振造影等影像检查外，有神经压迫症状时，也需做肌电图与神经传导检查。

治疗方式 ▶包括卧床休息、冷热疗、药物治疗（口服或注射）、电刺激、腰椎牵引、运动治疗、针灸、低能量激光、神经阻断及手术治疗等。此外，如果脊柱的稳定度不好，或合并有骨质疏松并压迫性骨折等问题时，则可穿戴背架或束腹来加强脊柱的支撑力。严重者更需手术消除神经的压迫，并建立稳固的脊椎结构，才能一劳永逸。

坐骨神经痛

坐骨神经痛并不是一种疾病，而是一种症状。除了腰酸背痛外，疼痛会从背部、臀部、大腿、小腿一路痛到脚，因为是沿着坐骨神经的走向下来，因此称为"坐骨神经痛"（图 2–12）。至于只有背痛，或痛到臀部，没有延伸到大腿或小腿，就不算是坐骨神经痛，只能称为“下背痛”。

可能病因 ▶临床上有很多疾病，例如腰骶椎椎间盘突出、腰椎管狭窄症、腰椎滑脱、脊椎或脊髓肿瘤、脊椎骨折或骨盆腔肿瘤等，均可能引起坐骨神经痛。所以，对于坐骨神经痛必须先做详细的鉴别诊断。

临床症状 ▶初期症状为背部酸痛无法直立，随着神经逐渐受到挤压，疼痛会由腰部转到臀部，沿着大腿的外后侧，蔓延到小腿、踝部直达脚板，严重时甚至无法行走。若有脊柱狭窄时，也会造成“间歇性跛行”。随着坐骨神经压迫程度的加重，受神经所支配的肌力会变差、感觉变迟钝、反射失常，且出现脚部麻木及肌肉萎缩等症状。

图 2-12 坐骨神经痛的分布

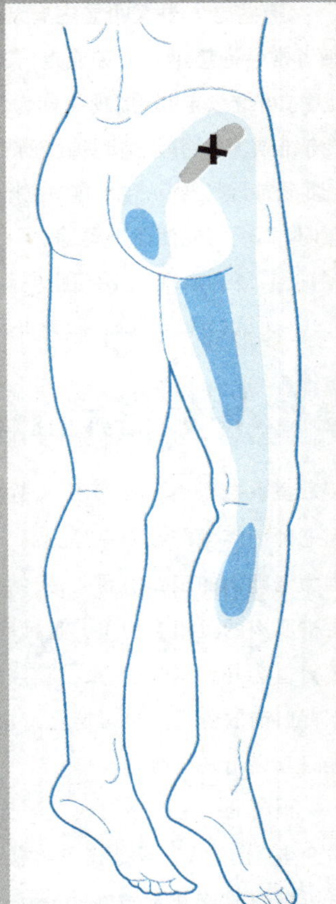

诊断检查 ▶若膝或踝关节反射消失或减弱时，就表示有神经病变(一般肌腱炎，踝关节反射是正常的)。除了 X 光片、电脑断层扫描、磁振造影等影像检查外，肌电图、神经传导等检查亦可提供临床上的参考。

酸痛TIPS 老人常见的“间歇性跛行”

有些老人虽无明显疼痛，但双脚麻木使不上力，易抽筋无法走远。患者常会抱怨走几分钟或走1、2个公车站牌之后，就必须坐一下或蹲一下，才可继续走路。此现象称为“间歇性跛行”，这通常是脊椎退化造成“脊椎狭窄” 并压迫到神经所致。压迫的部位可能在中间的脊椎管道（多条神经压迫），也可能在侧面的神经孔（1、2条神经压迫）。压迫严重时，不仅可能使肌肉萎缩、无力，并使患者无法走路；若不幸压迫到马尾神经，还会出现大小便困难、阳痿等症状。

注 下肢的血管阻塞，也会出现“间歇性跛行”的症状。

酸痛TIPS 老师们腰酸背痛的比率偏高

虽说腰酸背痛是现代人的通病，但老师们疼痛的比率更是偏高，这是因为老师们的工作需要久站，站久后，腰椎肌肉的负担会加重，且椎间盘的压力也会升高，如此一来，便容易引起下背肌肉的劳损，也可能会造成腰椎椎间盘突出及坐骨神经痛。

预防的方法是适时改变姿势（如站变坐、坐变站），或是找东西靠一下，也可以双脚交替地放在小凳子上；严重者亦可穿戴软背架（图2-13），以减轻腰椎的负荷。

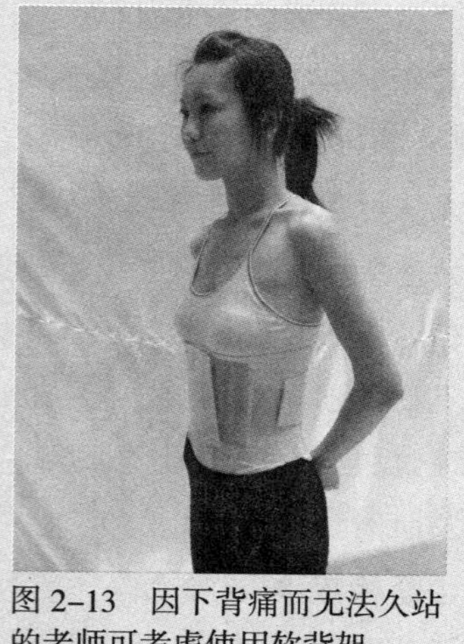

图 2-13 因下背痛而无法久站的老师可考虑使用软背架

骨质疏松症

每个人都很担心患骨质疏松症，所谓“骨质疏松”是指骨头所含的矿物质减少，骨头内部结构破坏(孔隙变大、增大、如图 2–14)，而使骨头变得疏松、脆弱，支撑能力变差，当遇到跌倒或碰撞时，就比骨质正常的人容易发生断裂、骨折。

图 2–14 骨质疏松症

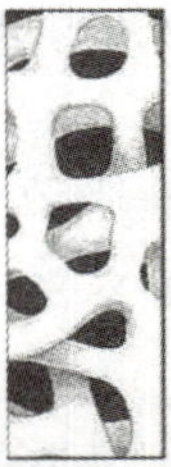

a 正常骨头

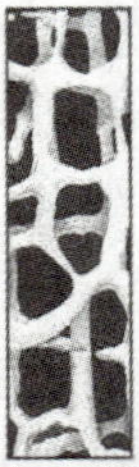

b 骨质疏松症的骨头

可能病因 ▶造成骨质疏松症的原因，男性以老化最常见，而女性除了老化之外，停经后荷尔蒙的变化也是重要的因素。其他可能的原因，还包括内分泌疾病、风湿病、血液病、肿瘤、肠胃道疾道、营养不良(特别是钙质摄取不足)、体重太轻、酗酒、长期使用类固醇及抗凝剂等药物。其中，最常发生的族群是停经妇女，根据调查，大约 1/4 的停经妇女会患程度不一的骨质疏松症。

临床症状 ▶开始时并不会造成明显疼痛或驼背等症状，大都是不小心跌倒或轻微碰撞后，发生了骨折才意外发现，但这时骨质流失通常已经相当严重了。主要症状有脊椎压迫性骨折引起的腰酸背痛，或脊椎骨被压扁而产生驼背、变矮、下背疼痛等情形；如果脊椎极度弯曲，还会引起呼吸困难。此外，骨折也是常见的现象，尤其是胸椎、腰椎(见 P.53 图 2-1)、手腕及髋关节(或大腿骨上端)都是容易发生骨折的部位。

注 根据统计，岛内每年因骨质疏松症造成的骨折高达13万人次，其中有3 000~5 000人因股骨骨折引起并发症而死亡。

诊断检查 ▶核医的骨质密度测定（双光子能量吸收频谱，DEXA)，可比 X 光片(骨质流失 30%以上时，才可在 X 光片上呈现出来)更早发现骨质疏松的状况。

治疗方式 ▶此症若发生四肢骨折，需由骨科医师以手术方法或徒手将骨头复位与固定；而胸、腰椎的压迫性骨折，则以药物治疗和复健为主。

酸痛TIPS 骨密度的测量

根据世界卫生组织的定义，以双光子能量吸收频谱（DEXA，如图2-15）测量骨密度，比正常同性别年轻人低2.5标准差以上时，即是骨质疏松症。其意义是指骨密度比99%同性别的年轻人低，或是骨密度比年轻人的平均值低30%以上。

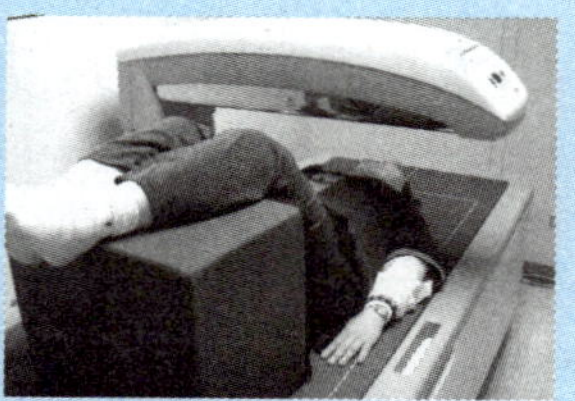

图 2-15 双光子能量吸收频谱检查

- 复健疗法：若因跌倒而造成脊椎压迫性骨折的患者，建议须穿戴背架3~6个月。近年来，对于严重的脊椎压迫性骨折，也可经由皮肤注入骨泥，以达到止痛及固定患处的效果。而对于严重变形的脊椎，也可使用气球扩张术来矫正，但其价格颇为昂贵。
- 药物治疗：包括每日补充钙质(1 000~1 500毫克)、维生素D(400~800国际单位)、激素补充疗法、改良式激素调节剂、抑钙素、双磷酸盐、氟化物及副甲状腺激素等。
- 均衡饮食：特别是补充钙质(如芥蓝菜、小鱼干、豆类、豆腐、虾米、乳酪、牛奶及小白菜等食物是很好的钙质来源)及维生素D_3。
- 运动：除了可以保养骨骼系统之外，还可改善心肺功能，增加肌肉耐力，改善平衡感，并有助于减少跌倒的发生及避免骨折，尤其是承重的运动(指脊椎及上、下肢承受体重的压力，例如走路、双手推墙运动、慢跑等)可增加对骨骼的刺激，使骨骼变得更坚实，所以，快走、慢跑、打球及体操等运动都可以考虑。

其他还需注意改变不良的生活习惯，例如酗酒、抽烟、大量喝咖啡等，且应及早开始保养骨骼、储存骨本，这样才能免于骨质疏松症的威胁。

酸痛TIPS 预防骨质疏松的方法

- 要及早培养规律运动的习惯，而这运动计划必须包括有氧运动、肌力训练及全身柔软度的伸展运动，每次30分钟，一周3次，适应之后再慢慢增加运动的强度、时间及频率。
- 摄取足够的钙质，改变不良的生活习惯(如大量喝咖啡等)，维持适当的体重也很重要，因为消瘦者较容易罹患骨质疏松症，所以，千万不要为了维持苗条身体而过度减重。
- 需注意跌倒的预防，例如浴室、厨房、厕所及楼梯是容易跌倒的地方，应有充足的照明，并随时保持地面干燥或铺设防滑垫及加装扶手。
- 为了避免脊椎骨的压迫性骨折，需小心不要弯腰搬重物，尤其是出门购物时，千万不要逞强拿的太多。携抱幼儿或照顾生病的老人时，也要特别注意姿势，以免腰部受伤。

脊椎侧弯

可能病因 ▶脊椎侧弯是青少年常见的问题，发生率为1%~3%，以女性居多。通常可区分为结构性脊椎侧弯及功能性脊椎侧弯(或姿势性脊椎侧弯)两种。

功能性脊椎侧弯 脊椎结构正常，其原因包括长短脚、背肌挛缩、习惯性姿势不良等。上述原因改善后，脊椎弧度会恢复正常。

结构性脊椎侧弯 脊椎结构上有缺陷，其原因不明者占80%左右，通常在青春期发作；其他原因尚包括神经、肌肉及骨骼的种种问题。

临床症状 ▶主要症状是两侧肩膀不同高，一侧肩胛骨较明显，腰椎前凸及骨盆倾斜等，有些患者也会有腰酸背痛的困扰。

诊断检查 ▶以脊椎X光片加上身体检查，来判定侧弯的严重程度。

脊椎侧弯弧度	严重程度
小于20°者	轻度脊椎侧弯
介于20°~40°者	中度脊椎侧弯
大于40°者	重度脊椎侧弯
大于60°者	会造成心肺功能障碍

治疗方式 ▶要按照发生的年纪、严重的程度、造成的原因，来安排治疗计划。

脊椎侧弯弧度	治疗方式
轻度脊椎侧弯（<20°）	以运动治疗为主，但发育中的青少年每半年至一年需追踪检查一次
中度侧弯（20°~40°）	发育期的青少年需穿戴背架，加上运动治疗。
重度侧弯	需考虑手术治疗

其他疾病

如果腰酸背痛伴随着身体其他症状，像发烧、全身倦怠、无力、血尿、排便不顺等，就需考虑肿瘤、细菌感染或肾脏疾病等的可能性。比如说，腰痛同时出现血尿、排尿不顺的情形，可能肾脏出了问题；如果在腰部或下肢皮肤上长了带状疱疹，就表示病毒侵害到腰部的神经，也可能导致腰痛。另外，妇女的经痛、肝胆肠胃的毛病，也都可能引起腰痛。

酸痛TIPS　开车族很容易腰酸背痛

长时间开车稍不注意，就常会造成头向前倾、下巴突出、肩膀向前、弯腰驼背等不良的姿势。尤其是工作上需要长时间开车的人，身体整天局限在狭小空间中，一方面活动量不足，一方面也容易因工作的需要而扭伤脖子或腰部。这是因为长时间坐在汽车座椅上，若腰部缺乏良好的支撑，会增加脊椎骨、椎间盘、肌腱及韧带的负担，进而导致慢性肌肉疲劳、肌膜疼痛或椎间盘突出。其症状除了腰酸背痛以外，严重时还可能压迫到神经，造成腿部的酸麻疼痛，即所谓的坐骨神经痛。此外，从事托运货物工作的司机，因为经常需搬运重物，一个不小心，也容易发生肌肉拉伤或脊椎的问题。

另有学者发现，汽车引擎的震动与不平路面的颠簸，均有可能对腰椎造成伤害。依据对台北市职业司机调查的结果发现，高达半数的计程车司机，在过去一年中曾发生下背痛及颈部酸痛，而之所以会引起职业驾驶员肌肉骨骼酸痛的原因，包括长时间开车、姿势不良、搬重物及长时间重复动作等。

腰椎酸痛的运动治疗

腰背运动

1 抱膝曲背运动

功效：可增加腰背肌肉的柔软度。

1

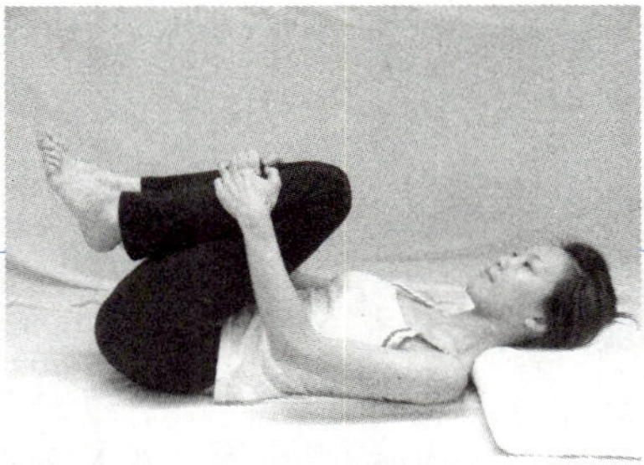

动作：仰卧，双手用力将双侧或单侧膝盖往上拉，亦可加上颈部前屈，使膝盖尽量与下巴接触，维持10~30秒。

图 2-16　抱膝曲背

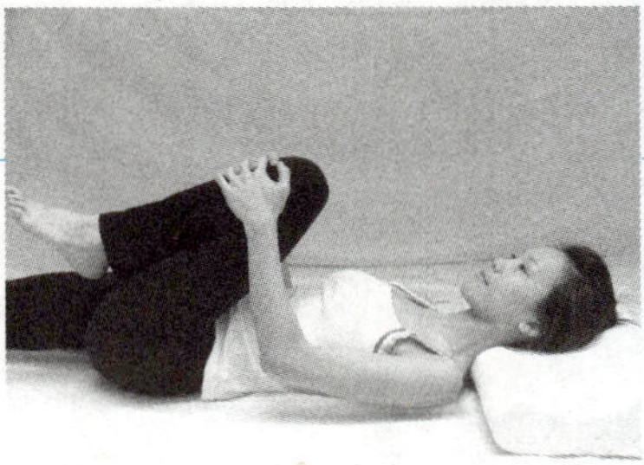

2 弯腰运动

功效：伸展腰背肌肉。

2

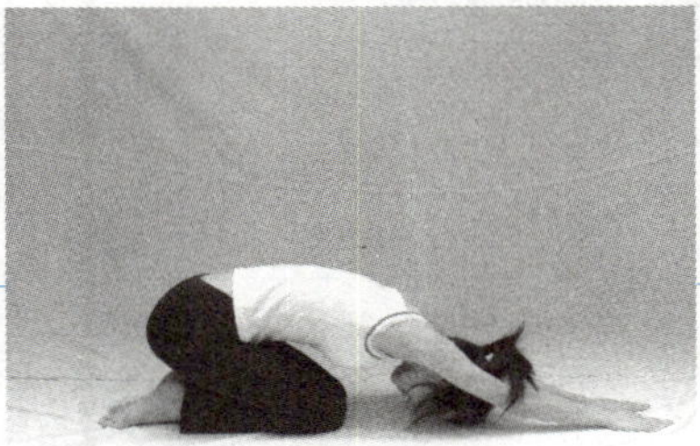

动作：俯卧或坐姿时，将膝盖弯曲，弯腰向下且低头向膝盖靠近，维持10~30秒。

图 2-17　弯腰

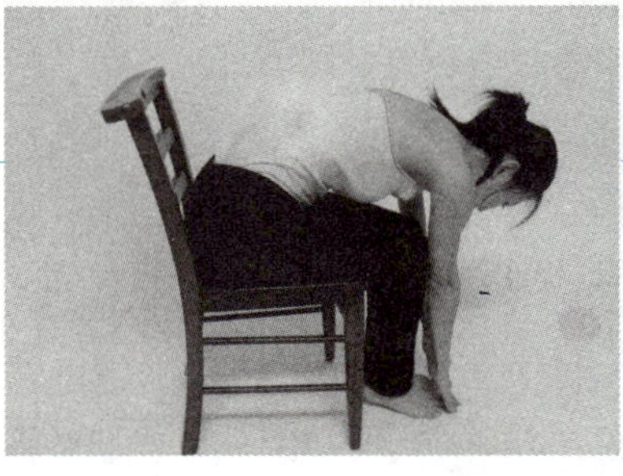

3 伸背运动

功效：脊椎及腹肌伸展运动，对于轻度的腰骶椎椎间盘突出症，亦有治疗的效果。

3

动作：俯卧，以两侧手肘撑床，将上半身抬起离床，维持10~30秒。亦可用手掌撑床，手肘由弯曲逐渐伸直，将上半身抬起离床，亦维持10~30秒。

注 做此动作时，腹部须尽量贴近床面。

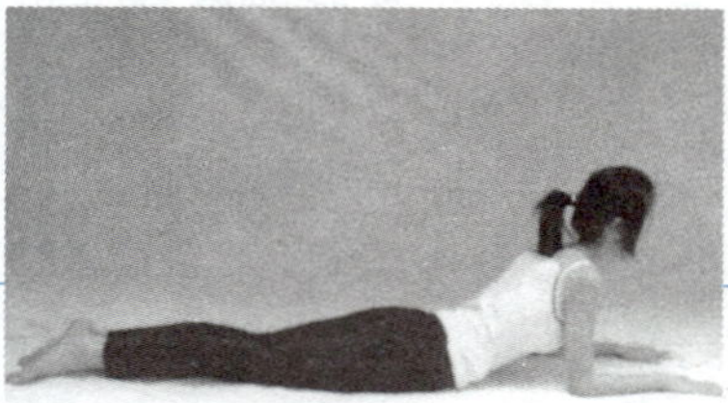

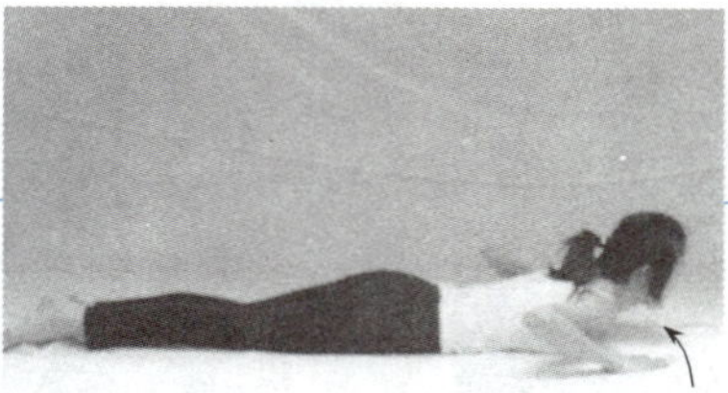

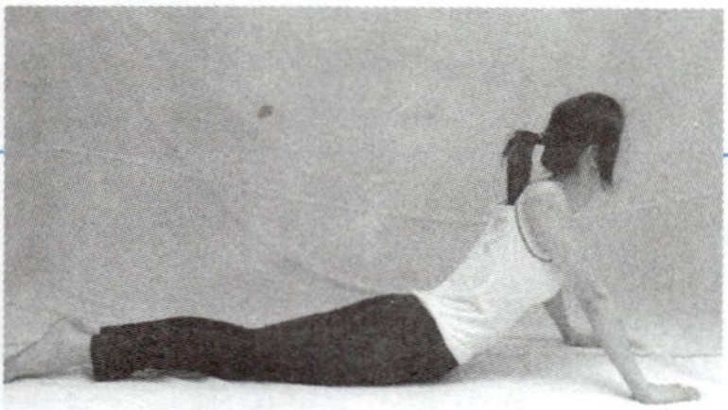

图 2-18 伸背

4 大腿后筋（屈膝肌）伸展运动

功效：伸展大腿后筋（屈膝肌）。

4

动作：仰卧，一侧大腿尽量抬高并保持膝盖挺直，再以毛巾套住足底并下压，维持10~30秒。

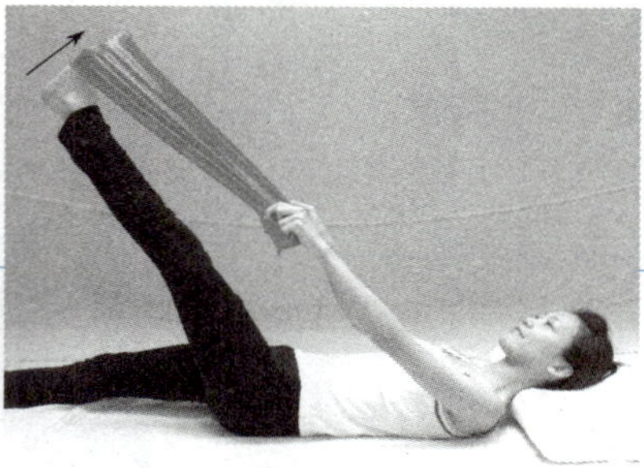

图 2-19 大腿后筋伸展

5 大腿内收肌伸展运动

功效：伸展大腿内收肌。

5

动作：两脚伸直打开，再以双手将两侧大腿往外压，维持10~30秒。

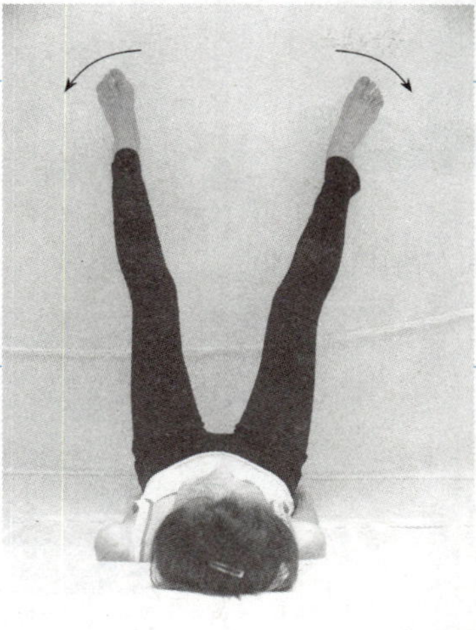

图 2-20　大腿内收肌伸展

6 收腹平背运动

功效：为强化腰腹部肌力的运动，可增加脊椎的支撑力与稳定性。

6

动作：仰卧屈膝，腹部用力，使下背紧压床面，维持6秒钟。

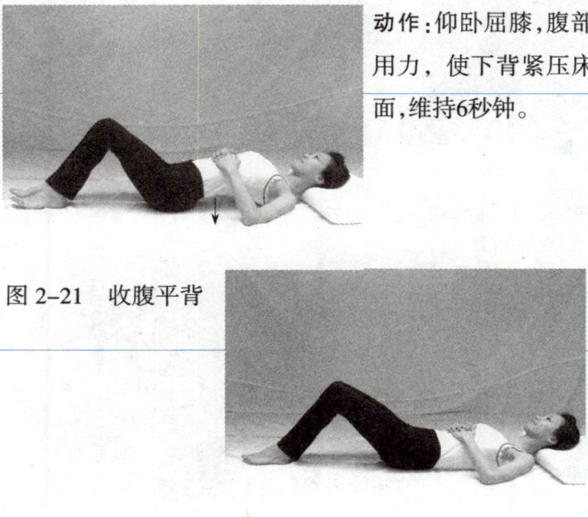

图 2-21　收腹平背

7 背肌肌力强化运动

功效：增强背肌肌力。

7

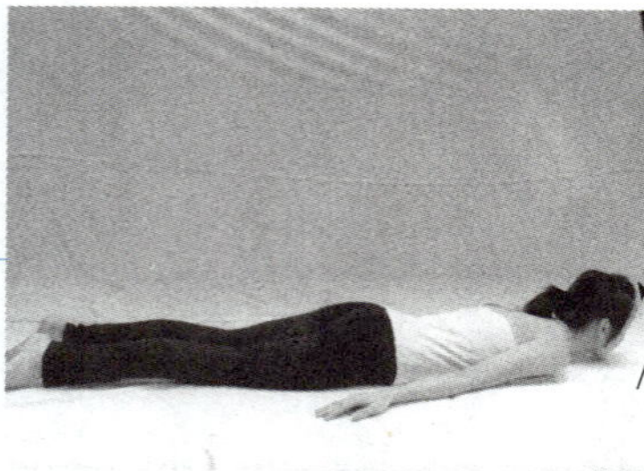

动作：俯卧，腹部可置枕头或球，以背部出力撑起上半身，维持6秒。亦可上半身不动，而将双腿或一条腿抬起离床。

图 2–22　背肌肌力强化

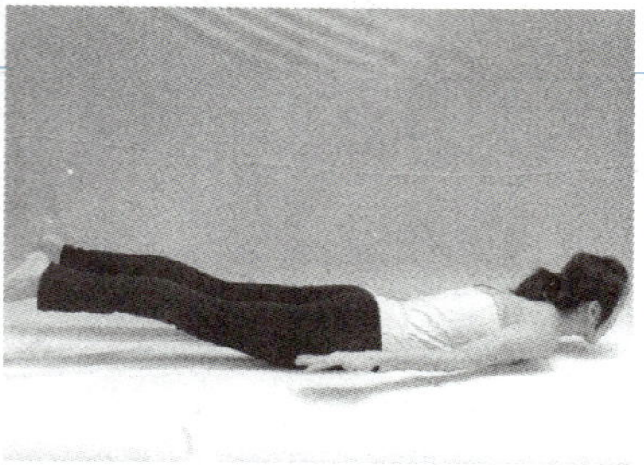

8 仰卧起坐运动

功效：增强腹部肌力。

8

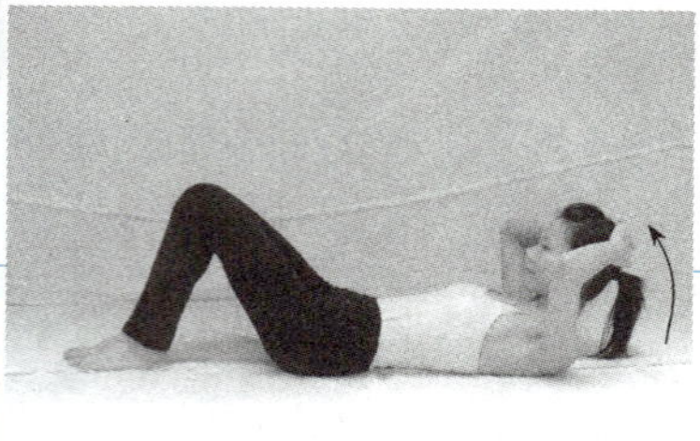

动作：仰卧屈膝，腹部用力将上半身抬起，维持6秒钟。

图 2–23　仰卧起坐

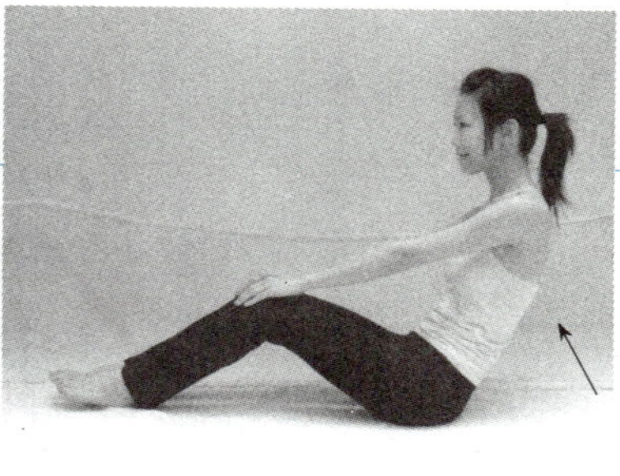

9 仰卧抬腿运动

功效:强化大腿伸肌肌力。

9

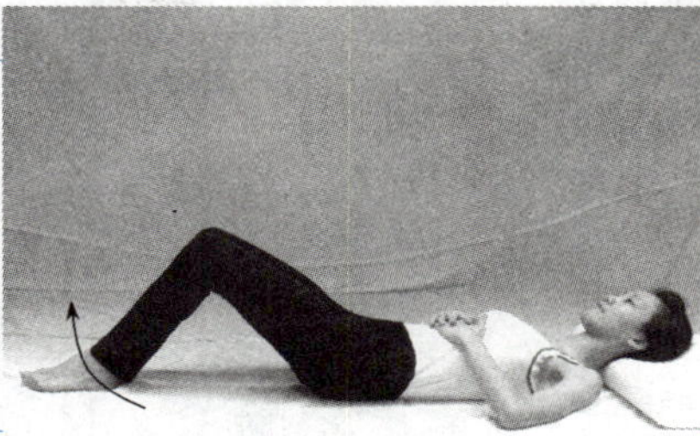

动作:仰卧且大腿抬高,维持6秒钟。

图 2-24 仰卧抬腿

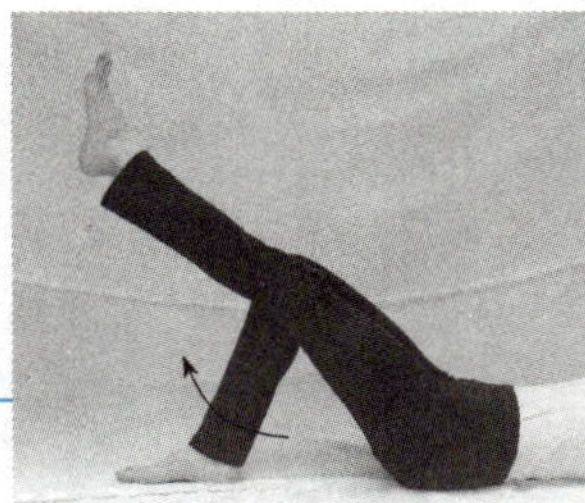

腰椎酸痛的运动治疗

腰背运动

10 俯卧抬腿运动

功效:增强背部、手臂及大腿肌力。

10

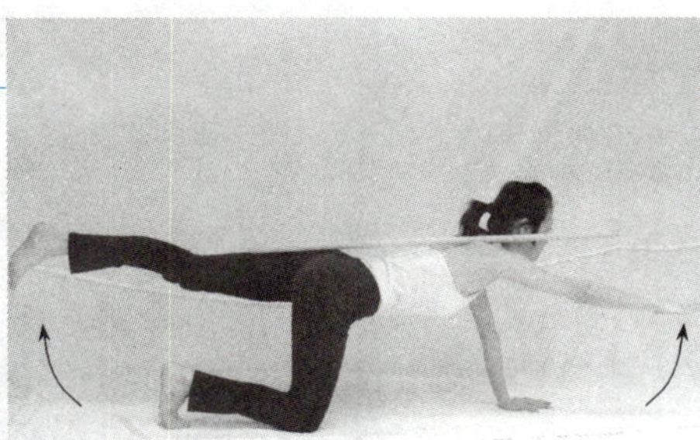

动作:以双手及双膝支撑身体,将对侧的手脚同时抬高,维持6秒钟。

图 2-25 俯卧抬腿

11 平衡及协调性训练

功效：腰部、腹部肌力强化及平衡、协调的运动。

11

动作：坐于球上摆动四肢或手拉张力带，并配合腰腹出力，以维持身体平衡。

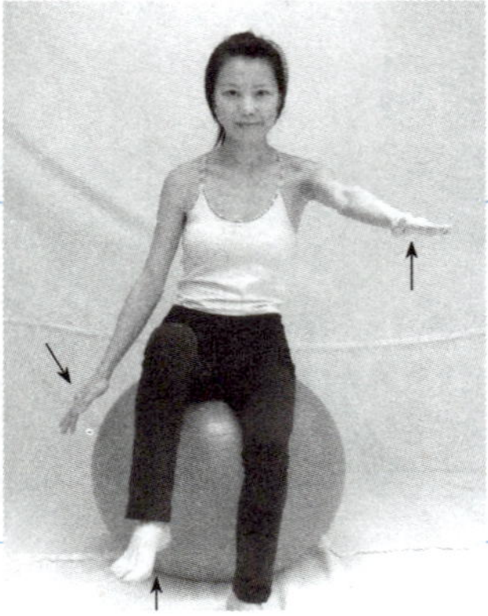

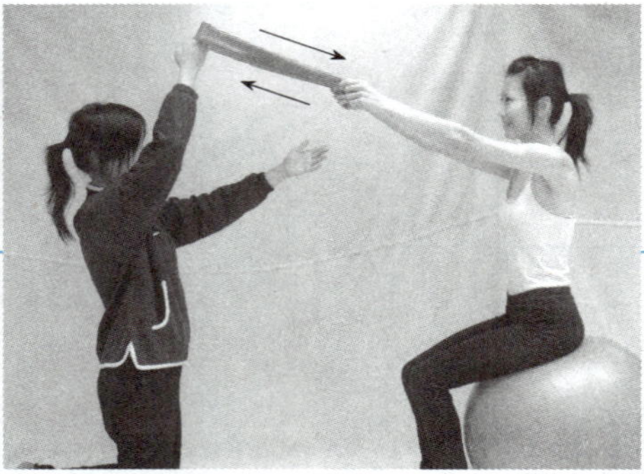

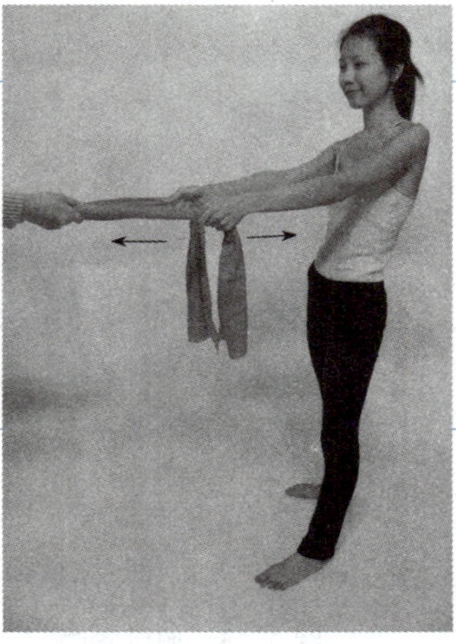

图 2-26　平衡及协调性

腰椎酸痛的运动治疗

腰背运动

12 躯干凹凸运动

功效：融合腰部、腹部的伸展，肌力训练及协调平衡的运动。

12

动作：以双手及双膝支撑起身体，将背部拱起，维持6秒钟，再将背部凹下，亦维持6秒钟。

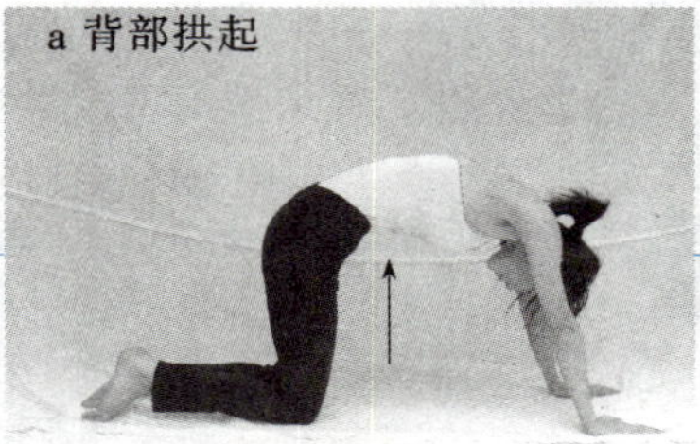

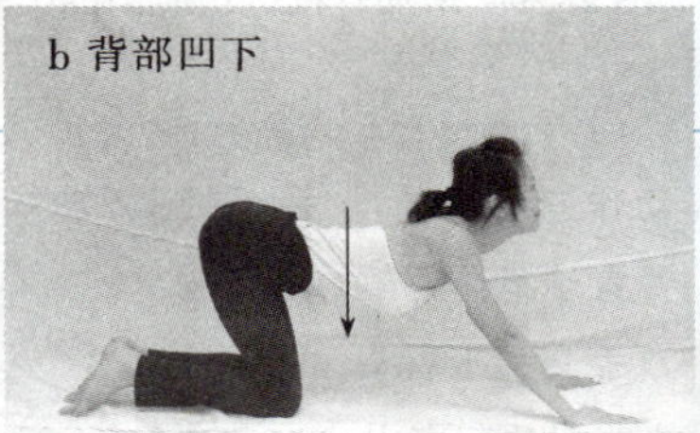

图 2–27　躯干凹凸

13 小腿后筋（腓肠肌）伸展运动

功效：伸展小腿后筋（腓肠肌）。

13

动作：双脚一前一后站立，双手推墙或置于某固定物，前膝弯曲，后膝伸直或稍弯曲，如起跑姿势，维持10~30秒。

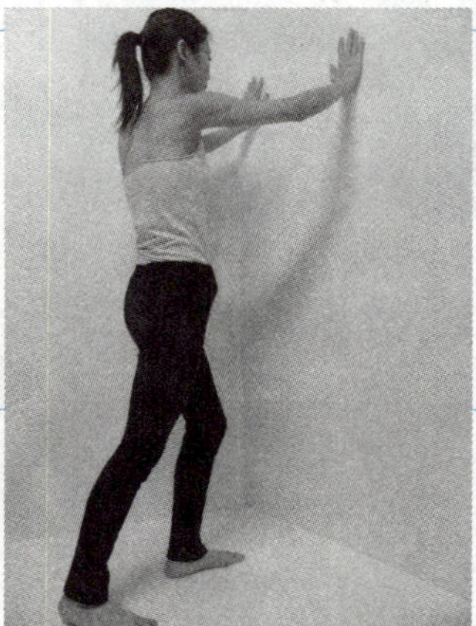

图 2–28　小腿后筋伸展

1 增加脊椎旁边肌肉的柔软度

功效：脊椎旁边肌肉的伸展。

2 强化脊椎旁边肌肉之运动

功效：脊椎两侧肌力的训练。

腰椎酸痛的运动治疗

脊椎侧弯的运动

3 伸展躯体

功效：伸展背部及身体侧边的肌肉。

1

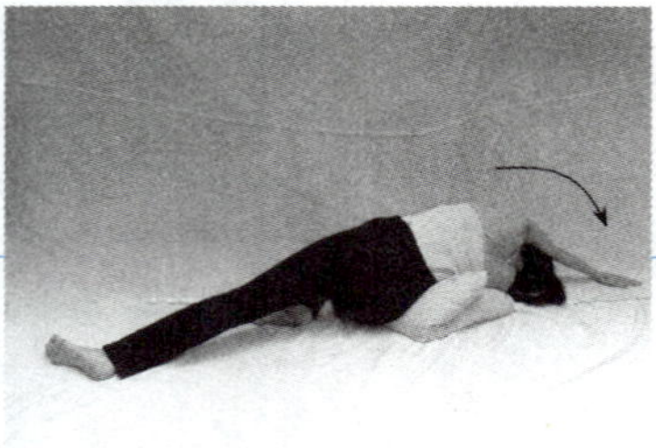

动作：侧卧，上方手臂向头部侧方伸展，腿部伸直且略偏后方。

图 2–29　增加脊椎旁边肌肉的柔软度

2

动作：侧卧，上方手臂置于身体外侧，或双手交叉于后头，将上半身抬起离床。

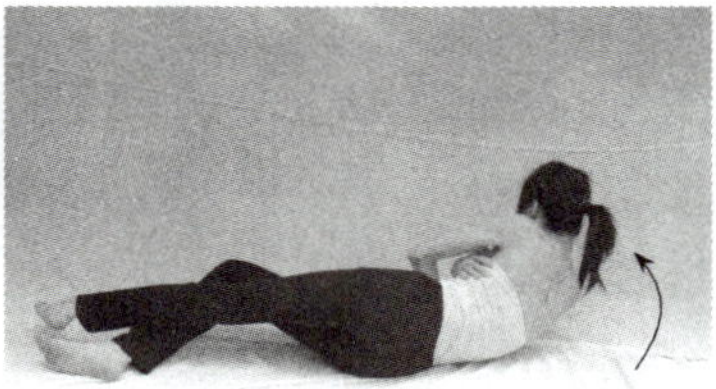

图 2–30　强化脊椎旁边肌肉

3

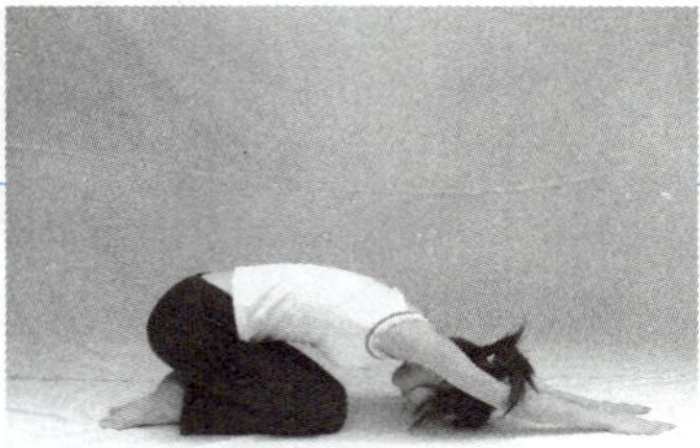

动作：跪坐于床垫，双手及上半身往前下方伸展，再往左、右侧伸展。

图 2–31　伸展躯体

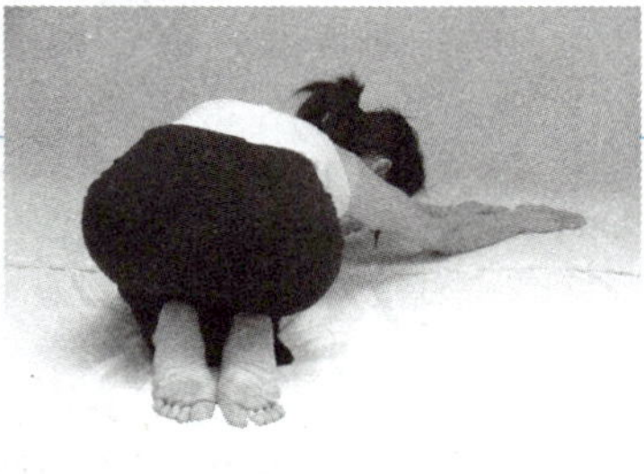

腰椎酸痛的运动治疗

日常生活的腰部保健

1 弯腰转体运动

功效：腰部牵张运动。

1

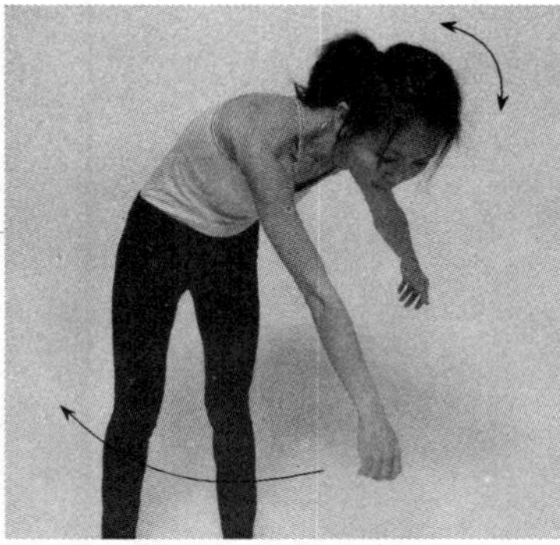

动作：手插腰，双脚张开且膝盖微弯，弯腰下身及后仰，再以腰部为中心点，转动上半身绕圈。

图 2–32　弯腰转体

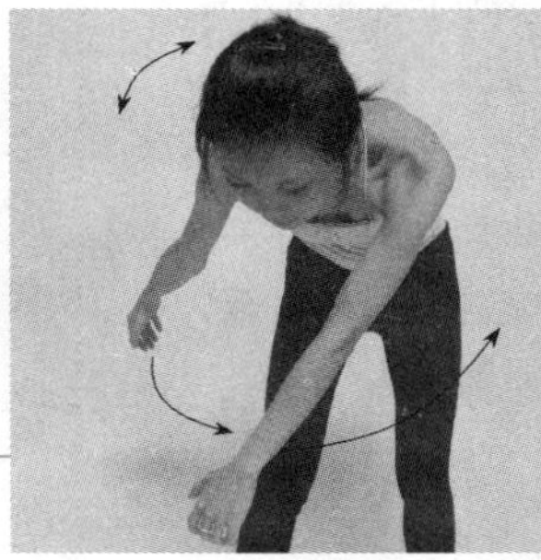

2 侧弯伸展运动

功效：躯干侧面肌肉的伸展。

2

动作：双手自然下垂扶于身体两侧，手指沿着衣服两侧的缝线处上下缓缓移动，配合腰部侧弯伸展。

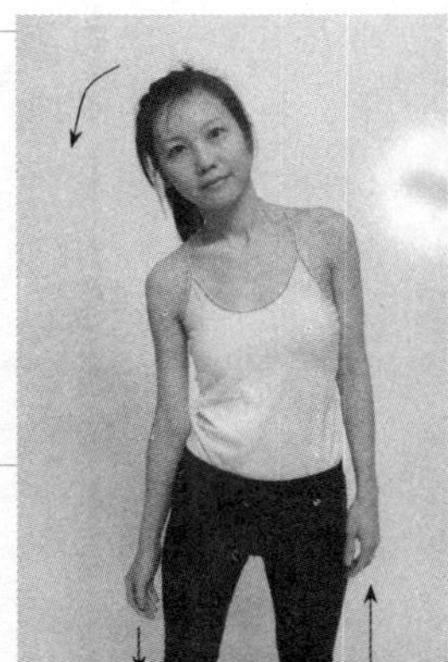

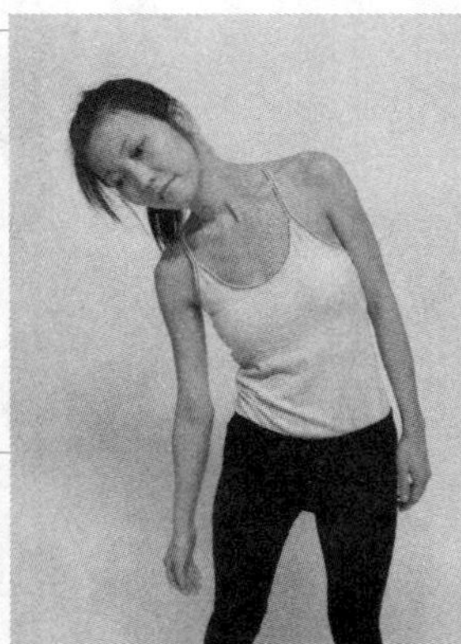

图 2–33　侧弯伸展

3 扫把拉筋运动

功效：腰背及肩膀的拉筋运动。

3

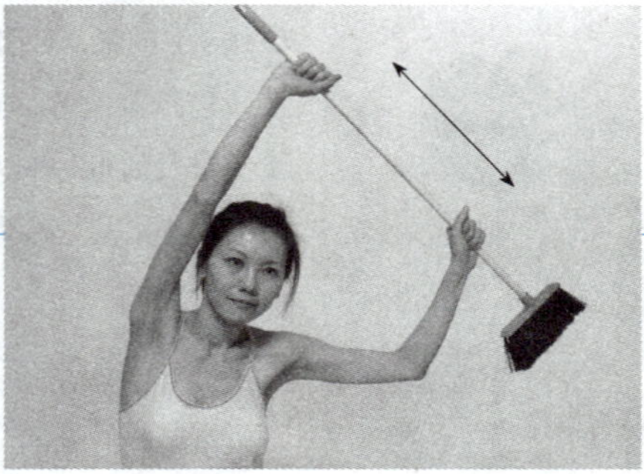

动作：双手握扫把或棍子，侧向伸展腰部，慢慢转身扭腰；然后弯下腰身，再后仰伸展背部。至各角度的极限，都需维持10秒钟。

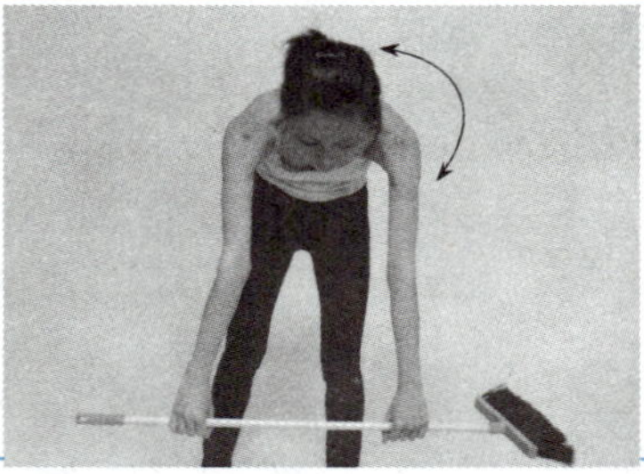

图 2-34　扫把拉筋运动

4 小球按摩法

功效：消除肩胛、背部肌肉的痉挛与疼痛。

4

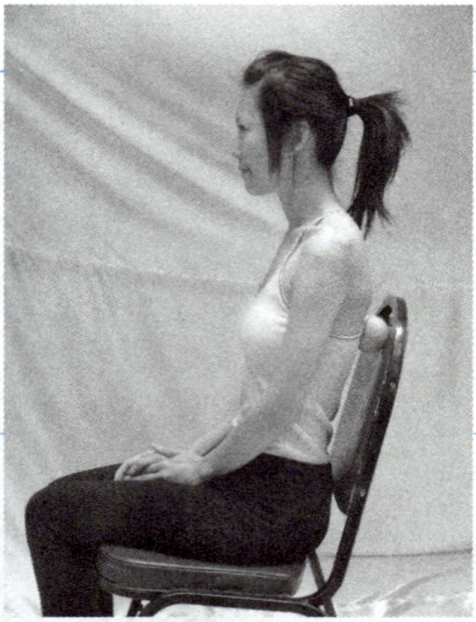

动作：以仰卧姿势或坐在有靠背的椅子上，将软性的小球（网球或带有棘状突起的球）置于背后，滚动小球来点状按摩酸痛部位。

图 2-35　小球按摩法

5 汽车族的扭腰运动

功效：腰部伸展运动。

5

动作：手扶椅背边缘，慢慢转身扭腰。

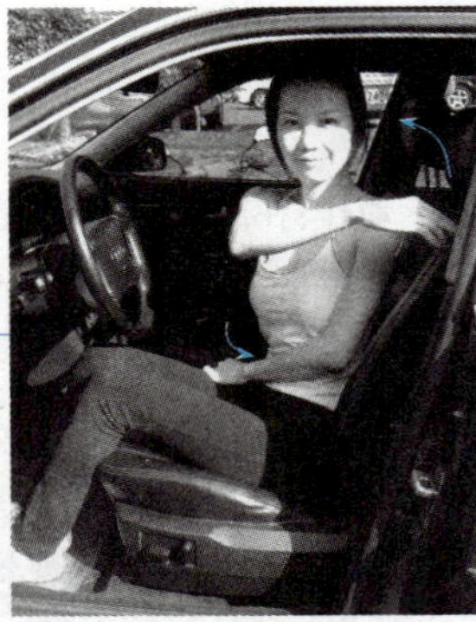

图 2-36 扭腰

6 汽车族的腰椎凹凸运动

功效：腰部伸展运动。

6

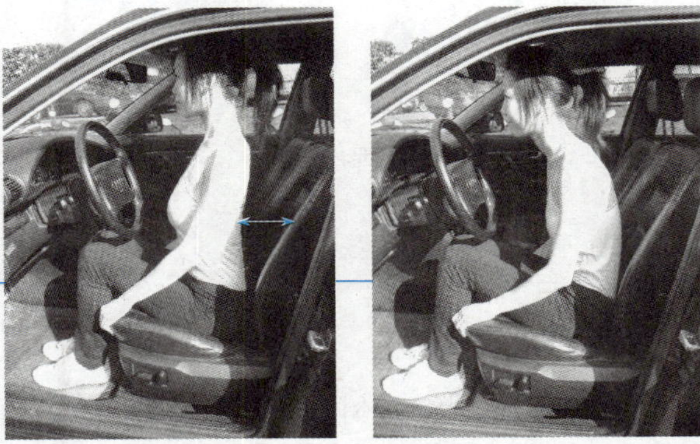

动作：上身不动，腰部往前后左右弯曲活动。

图 2-37 腰椎凹凸

7 汽车族的抱膝弯腰运动

功效：下背伸展运动。

7

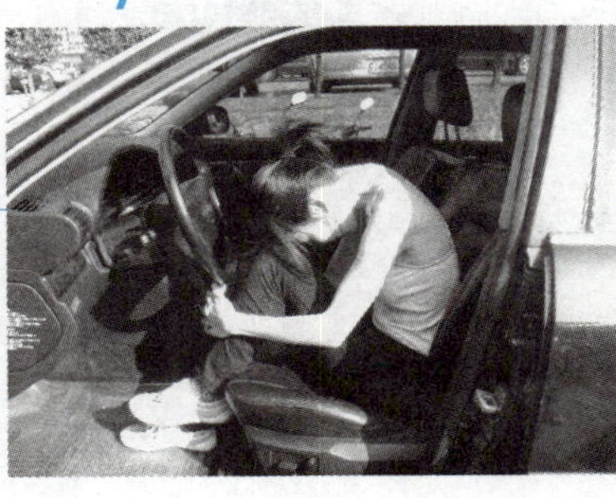

动作：双手抱住一侧膝盖，向胸部拉近，同时弯腰将额头尽量靠近膝盖，维持5秒钟。

图 2-38 抱膝弯腰

8 橘皮泡澡芳香疗法

功效：芳香的气味可使心情放松，橘皮上的油脂也可避免皮肤过于干燥。此外，热水澡亦有助于疏解背部肌肉的酸痛。

8

动作：在洗澡前，可以把吃完的橘子皮泡水加热一下，再倒入洗澡水中。

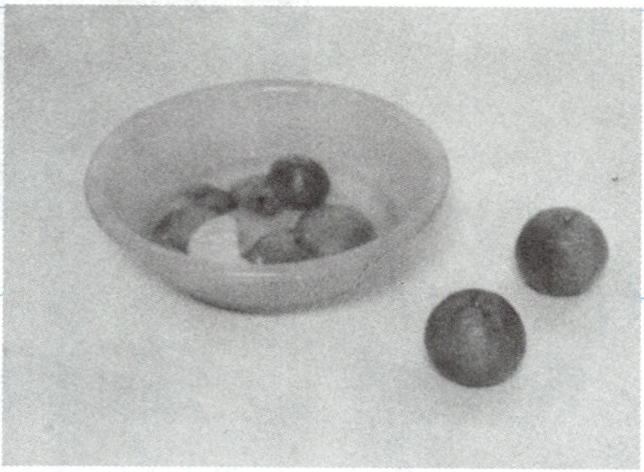

图 2-39　橘皮泡澡芳香疗法

腰椎酸痛的运动治疗

日常生活的腰部保健

9 自制热敷包

功效：可消除肌肉酸痛。此种热敷包带着特殊的香味，温度下降后，也可重复加热再利用。

9

动作：取适量红小豆放入微波炉中加热，再包入干净的绵袜中，以橡皮筋绑紧后，即可置于需热敷的部位。

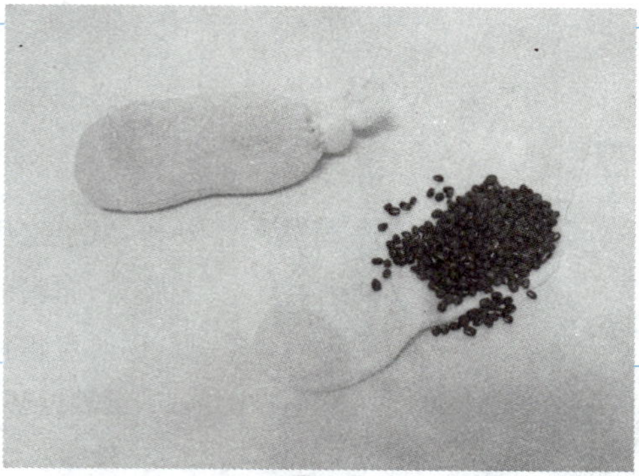

图 2-40　自制热敷包

腰椎酸痛的常用治疗穴道

1

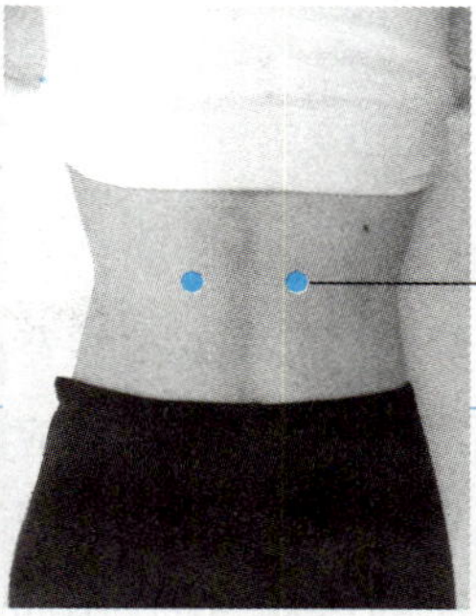

取穴：背部第2节腰椎下凹窝向外旁开1寸半，肌肉旁凹窝处即为此穴。

图 2-41　肾俞

2

取穴：膝盖后面中央横纹上，左右两条大筋中间凹窝处即为此穴。

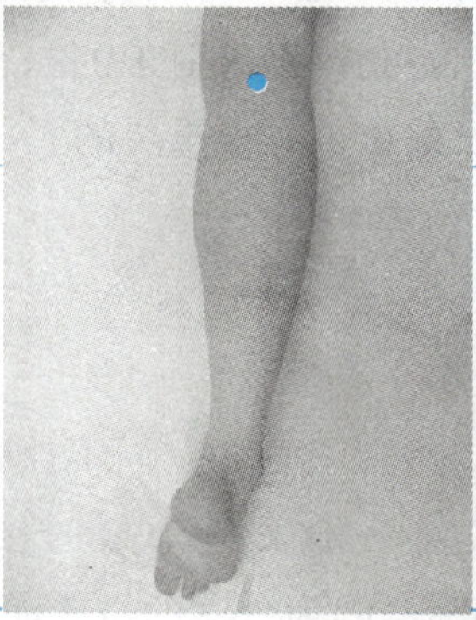

图 2-42　委中

3

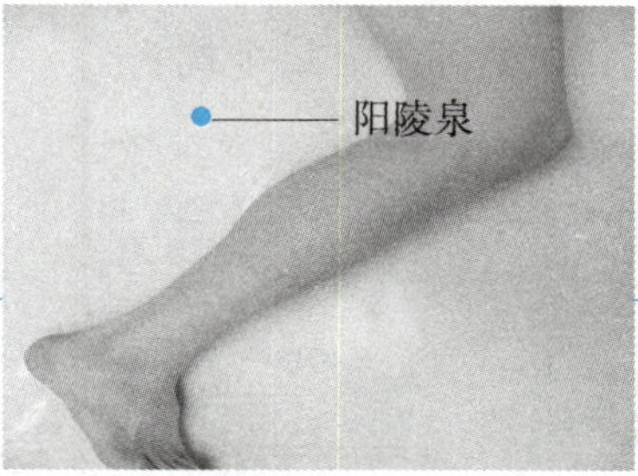

取穴：膝盖弯曲时，外下方可摸到一个小形圆骨突起的“腓骨小头”。腓骨小头的前下方凹窝处即为此穴。

图 2-43　阳陵泉

4

取穴：侧身睡时，下腿伸直上腿弯曲。在臀部外侧，由股骨大转子突起处往脊椎方向推，可摸到骨旁凹窝处即为此穴。

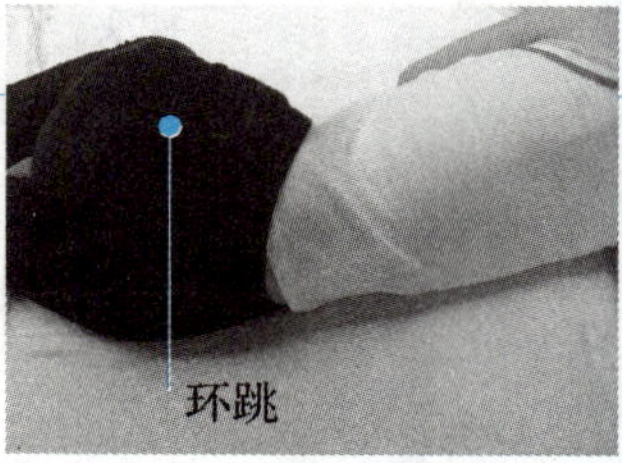

图 2-44　环跳

1 肾俞

功效：治疗腰背痛。

2 委中

功效：治疗腰背痛。

3 阳陵泉

功效：治疗腰背痛。

4 环跳

功效：治疗腰背痛。

预防腰酸背痛的保健方法

预防永远胜于治疗，只有维持正确的姿势，才能避免腰酸背痛的发生。因为当腰椎曲度正常且身体前后左右对称时，各对应的肌肉张力即处于平衡状态，不仅最为省力，也可避免失衡的肌肉受到伤害而引发背痛。此外，平时养成规律的运动习惯，例如游泳、慢跑、快走等，也可强化背肌的力量；至于肥胖则会直接加重背部的负担，所以，减重也是很重要的。

静态方面

卧姿

不良的姿势会导致腰酸背痛，而不让腰椎受重力压迫的姿势就是最放松的姿势。一般来说，平躺时腰椎最不受重力影响；侧卧时，腰椎的受力则会因为骨盆的位置而有所变化。如果在两膝之间夹个枕头使骨盆放松，就能使腰椎维持较舒服的状态。至于急性下背痛时，则可采用仰卧姿势，并在膝部下方垫个枕头，使髋关节及膝关节呈弯曲的姿势，如此便能减轻疼痛。

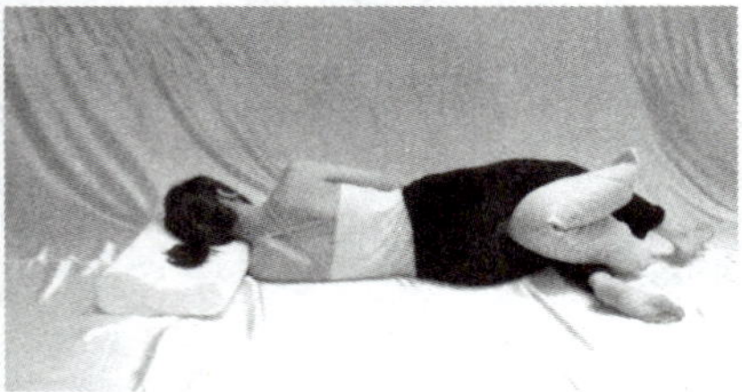

图 2-45　侧卧睡姿时，在两膝之间夹个枕头，可使骨盆保持放松平直。

对于床垫的选择，也应以硬实为宜，躺下时应不会随身体重量而下陷。市面上亦有人提倡使用水床或特殊适合人体的床垫，其理论及临床试用尚可接受，但价格偏高。

坐姿

坐时不仅椅子需要有靠背，臀部也要坐得深，然后再让背部舒适地靠在椅背上（图 2–46a、图 2–46b）；如有需要，将腰垫放在腰椎下方凹陷处，以加强支撑力。双脚应平放地上，膝部应与臀部等高，并避免背脊弯曲。需要长期坐着工作的人，应选择适当高度的台面，让椅子尽量靠近桌子（图 2–46c），并避免颈部及背部向前倾斜，尤其阅读时不要把头放得太低（图 2–46d、图 2–46e）。女性朋友不少人为了美姿而采用两腿交叉的坐姿，而这种坐姿的另一个好处是可以疏解腰部肌肉的紧张。

一个固定姿势最好不要固定太久，应偶尔稍作姿势调整，且尽量每1小时换一下，起身做做伸展操，例如手撑腰后抑。千万避免错误的坐姿，如慵懒驼背的坐姿或身体过度前倾的坐姿（图2–46d、图2–46e）。

开车的姿势也很重要，尤其是长途开车的驾驶员，座椅的调整应以靠近踏板为原则，使背部能紧靠椅背且双脚易于操控，并让膝盖略高于髋部，或可置放腰垫以支撑腰椎（图2–47a）。若是座位离踏板太远，下半身势必往前挪（图2–47b），腰部自然会很辛苦。

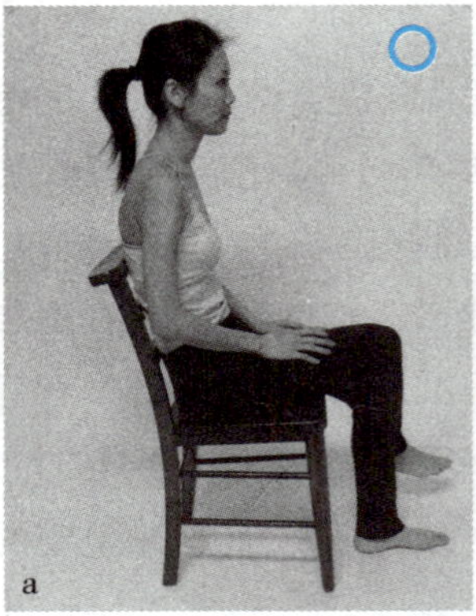

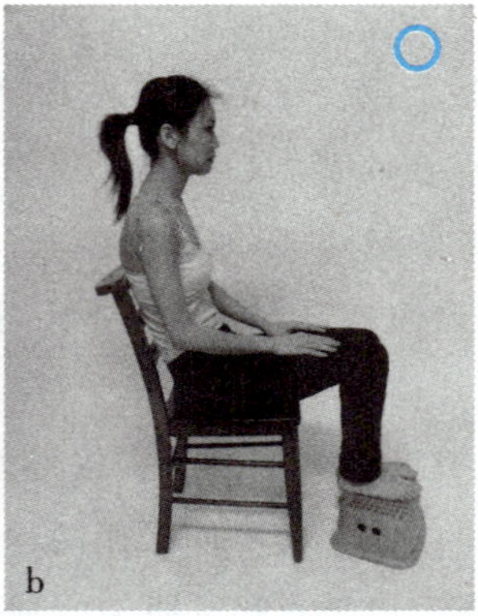

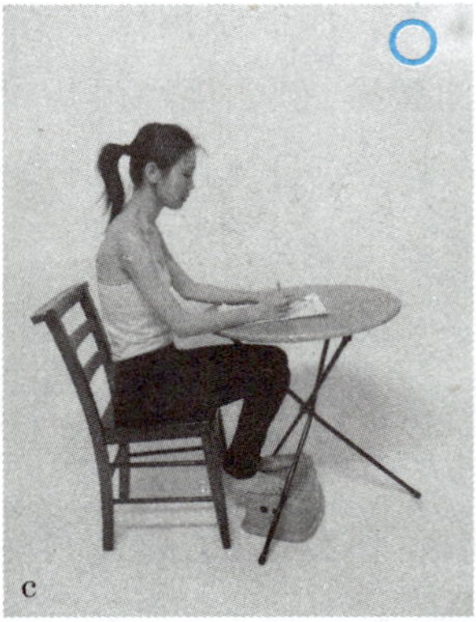

图 2-46　坐姿（○为正确，×为错误）

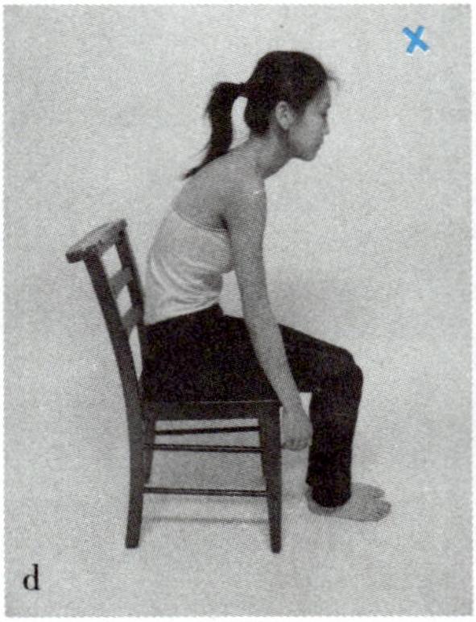

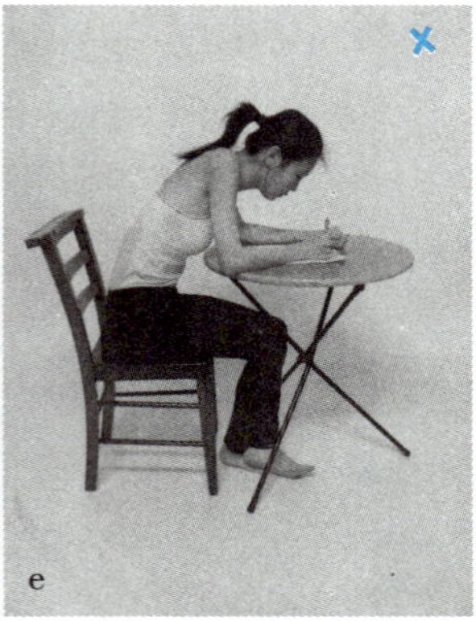

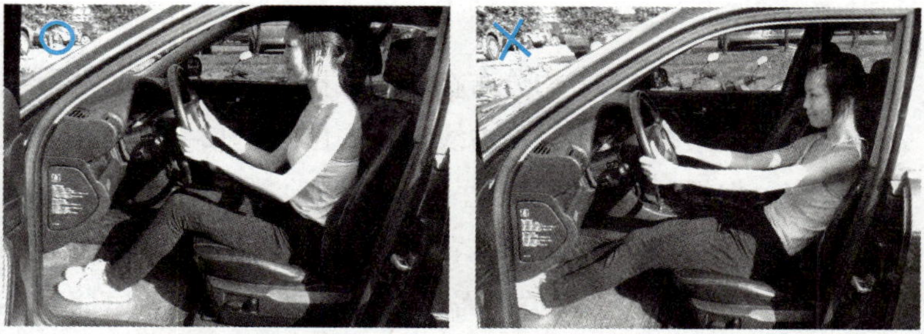

图 2-47　开车姿势（○为正确，×为错误）

酸痛TIPS　开车族的正确坐姿

近年来由于房车配备的改进，大部分的车子会依据人体工学原理设计出舒适的座椅。但是统一规格的座椅不见得适用于每个人，而为了避免肩颈僵硬、腰酸背痛，开车时的坐姿即非常重要。

正确的姿势应该是调整座椅以适应自己的身材。座椅的高度宜略低于小腿的长度，以免大腿后侧的肌肉、神经及血管承受太大的压力。座椅的前后调整以脚踝可轻松地踩上油门或煞车，大腿与小腿的夹角略大于90°，且手肘略呈屈曲为原则。椅背与大腿的角度最好维持在100°~110°之间，使腰部能轻松地靠在椅背上，必要时可在腰部置放腰垫。头靠的高度最好调整在头部的中间位置（注：可避免后车追撞时，颈椎承受的伤害），颈部、肩膀及手臂也都要能放松。

车子良好的避震系统及适当的胎压也很重要，可以减少路况不佳引起的震动。另外为了避免长时间坐姿，最好每隔一两个小时下车活动筋骨，以疏解驾驶疲劳与情绪紧张。下车休息时，可进行肩膀、脖子与背部的伸展运动。如要在车上小寐一下，最好使用固定颈部的枕头，以减少头部的左右晃动。

站立姿势

站立时，应将体重平均分布在两腿，身体保持平直，收贴下颚，平放双肩，收紧腹肌，使骨盆中线处正中位置(图2-48a)。可以想象头顶有一根绳子将身体垂直吊起来的感觉，尽量使头部、颈部、胸椎及腰椎保持成直线，不要驼背，也不要过度腹部前挺(图4-48b、图2-48c)。如果因工作关系需要长时间站立时，也不宜将身体倚向一边，可将一只脚平放在踏板上，以疏解背部的压力(图2-48d)。此外，收缩腹肌也有助于保持正确的姿势。

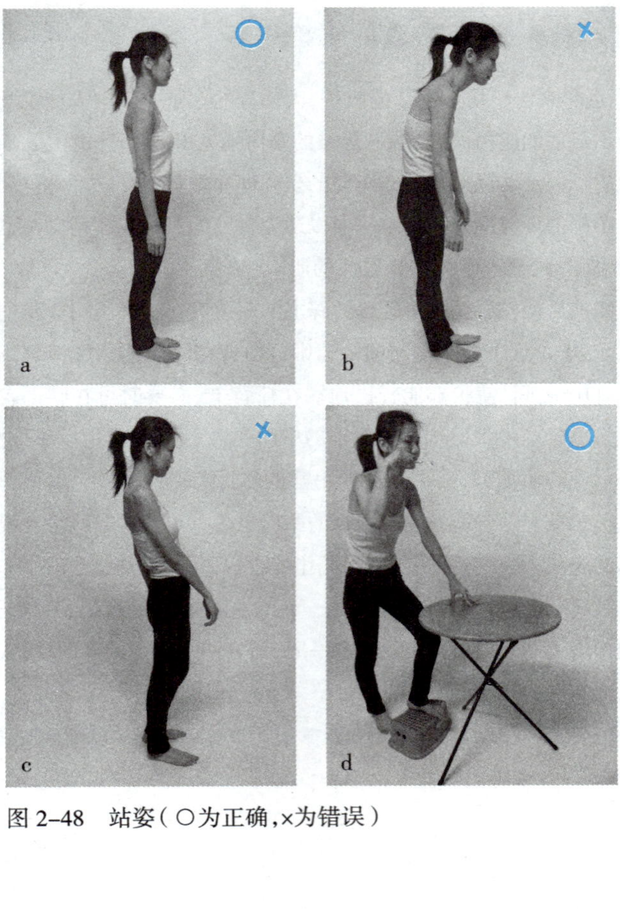

图 2-48　站姿(○为正确，×为错误)

动态的动作

应尽量减少背负重物

- 捡拾地上物品或提搬重物时，应弯膝不弯腰。尤其必须搬运重物时，切记要使重物靠近自己，且上半身保持直立，双腿一前一后地蹲下，以大腿的力量举起重物（图2-49a），因为直接弯腰举起重物，很容易让腰部受到伤害（图2-49b）。此外，也要善用工具，如使用推车搬运，且运送时应以推的方式较为省力，避免用拉的方式。若是物品过重，应找人协助搬运或分批搬运，不要逞一时之勇。

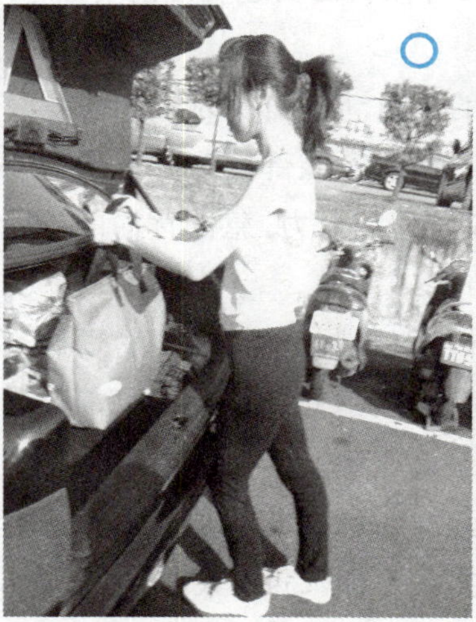

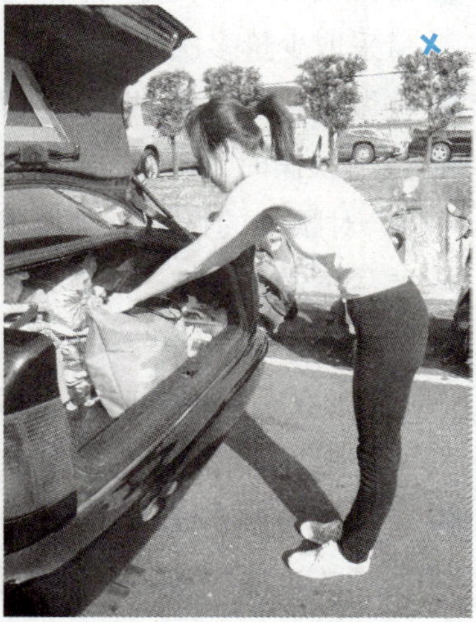

图 2-49　置物姿势（○为正确，×为错误）

- 把重物从左手边搬到右手边时，理想的动作应该是肩膀与骨盆平行并同步转动，也就是上半身与下半身如同圆木般转动，对已经出问题的脊椎才有保护作用。千万要避免扭腰搬重物。
- 从高处拿物时，要避免踮脚尖及身体后仰的动作。

运动时避免运动伤害

- 时下健身运动正蔚为风潮，但必须有医师、治疗师或健身教练从旁指导，以避免造成伤害。
- 需持续有恒且固定时间运动，并按自己的进度慢慢增加，尽量采取少量多次的方式。
- 先做伸展运动，再做肌肉强化的运动，且动作力求柔和缓慢。
- 做柔软操时，身体前弯并左右旋转，及腰部前弯并下压等动作，对腰椎的椎间盘都会造成较大的压力，急性背痛的患者要尽量避免。
- 训练腹肌时，有些人喜欢仰卧且双腿同时上举，还有以腹部支撑、双手双腿同时伸直做打水状，这样的动作也可能对腰椎造成伤害，故急性下背痛时最好避免。
- 曾有下背痛的患者，在选择运动项目时，宜避免需重复急速扭腰的运动，例如网球、乒乓球、羽毛球及高尔夫球等。
- 运动后1小时，如果还感到酸痛，可能是运动过于猛烈或进度太快，必须减缓运动进度。应多请教医师或物理治疗师，尤其是急性期时更要特别谨慎。

孕妇的保健

怀孕时，随着腹部逐渐隆起变大，孕妇身体的平衡状况会起很大的变化，例如肚子往前往上挺出，肩膀及上半身向后倾斜，腰部前突等。不仅身体的重心后移，体重也会渐渐增加，让背部、膝盖及脚部承受更多的压力，因而常有腰酸背痛、膝盖酸痛、足跟痛，甚至因重心不稳而跌倒的情形发生。

尤其支持着膨大子宫的骨盆腔，当孕妇仰卧过久时，关联内脏和下肢的血管及神经，可能会因为胎儿和羊水的重量而受到压迫，使孕妇较常人容易有肌肉骨骼的疼痛。再者，受到激素的影响，平时稳定的关节韧带（包括骨盆的韧带），也会因为怀孕及为生产准备而变得松弛。因此，怀孕后期常会感到耻骨联合部位或骨盆关节的酸痛，有时连翻身都会疼痛，甚至双脚要由床上移下来，亦会疼痛万分。

怀孕时预防背痛的方法

- 尽量维持适当的怀孕体重，增加幅度约在10~15公斤。
- 最好选择有靠背和扶手的椅子，让后腰部有足够的支撑，也方便站起时支撑身体之用。此外，椅垫不能太软，也不要坐太久，最好每隔1小时能站起来活动一下筋骨。
- 尽量避免弯腰的动作，也不要提太重的东西。
- 若需要长时间站立，最好由两脚轮流支撑，或使背部靠着墙壁或其他家具，以分散体重的压力。
- 床垫硬度要适中，可在硬板上添加5~10公分的床垫或垫背，或使用较硬的弹簧床。起身时应先侧身，让脚垂到床沿下，以手支撑身体再慢慢起身。

- 不要穿太高的高跟鞋或太平的平底鞋，因为一双好穿的鞋子不仅可以减轻腰酸背痛，也有助于避免足底疼痛的产生。目前市面上也有专门为孕妇设计的鞋子，其特征是楦头较宽，有支撑足弓的构造；鞋垫较柔软，鞋子松紧度也可弹性调整。

怀孕时减轻背痛的方式

- 为了避免影响到胎儿，孕妇一般不使用内服药物和短波、过强的电刺激等做治疗，而改以外用药膏、贴布或低周波来减轻酸痛。
- 可使用托腹带帮忙支撑腹部的重量，以减轻怀孕期的腰背负担。
- 也可选择适合的运动，例如游泳、散步，以强化腰肌力及增加身体的柔软度。
- 怀孕前3个月内要避免激烈运动，选择不必负荷身体重量的运动（如游泳），并依个人的体能状况来决定运动强度。
- 怀孕后期要避免从事身体仰卧的运动，以避免压迫静脉，影响血液回流。
- 若因运动引起腹痛、胎动减少，或造成体重增加不足、突然水肿、过度疲劳等情形时，就立即停止运动。

Note……

2-2

臀部及大腿的酸痛

臀腿酸痛知多少？

髋关节是身体最大的关节，由于结构非常牢固，一般运动时不易发生脱臼，但是因为负载了身体的重量，且经常要行走、跑跳，加上老化的影响，就容易产生退化性（或骨性）髋关节炎，甚至其他的缺血性股骨头坏死、风湿症及外伤等。

此外，臀部及大腿部位还有许多重要的肌肉，分别负责维持我们的姿势及运动功能。其中维持姿势的肌肉较容易紧绷、僵硬，形成肌膜疼痛症候群；负责下肢活动的肌肉则较易出现肌力不足，或因使力不当而导致运动伤害。

根据统计发现，大部分的大腿伤害都是来自直接的撞击或过度的拉扯动作，例如田径选手的运动伤害即以肌肉拉伤最多，占70%。最常受伤的部位为大腿的肌肉，占60%，其次为踝关节20%、膝关节12%。至于会引发运动伤害的原因，以热身不足最多，占50%；以下依次是练习过度（25%）、体能不佳及技术不熟练（15%）。其中“热身不足”一项，应引起高度重视，改进训练方案，以更正确的方法、更充分的时间来做热身活动，以降低运动伤害的发生。

臀部、大腿酸痛的临床实例

【实例1】

王同学（19岁），参加短跑比赛时，感觉大腿后侧有牵拉的感觉，且之后行走时有刺痛感，局部肿胀压痛且有明显的硬块产生。

临床检查：发现牵张大腿后方肌肉时不会引起疼痛，且局部肌肉有明显压痛点。

医师诊断

诊断为"腿后肌肌肉拉伤"后，立即用冰袋冰敷、加压包扎，并建议患者做适当的肌肉牵张运动；此外，也配合使用口服消炎止痛药及干扰波治疗。3天后，肌肉牵张及走路时均已不觉得疼痛，但仍建议继续使用贴扎保护受伤部位，逐渐增加肌肉牵张及强化运动，于两周后即回复正常运动状况。

【实例2】

张妈妈（63岁），近年来体重一直呈现直线上升，甚至高达80公斤。最近一年来常感到左侧髋部酸痛无力，尤其是上下楼梯或走较远的路时，会感觉更加疼痛。

临床检查：发现左侧髋关节有问题，且X光片有骨刺及关节腔狭窄的现象。

医师诊断

诊断为"退化性髋关节炎"后，以短波经皮神经电刺激治疗，配合臀部肌力强化运动及关节牵张运动，同时减轻体重5公斤，于两个月后不仅疼痛明显改善，走路也较轻松了。

臀部、大腿的构造与功能

髋关节

髋关节是由一个球（股骨头）及杯状物（髋臼）所构成，它是大腿骨（股骨）（图2–50）与骨盆（图2–51）所形成的关节，四周包围着强劲的关节囊、韧带肌肉（图2–52、图2–53），是全身受力最重的关节。

图 2–50 股骨的构造（左侧股骨）

a 后面观

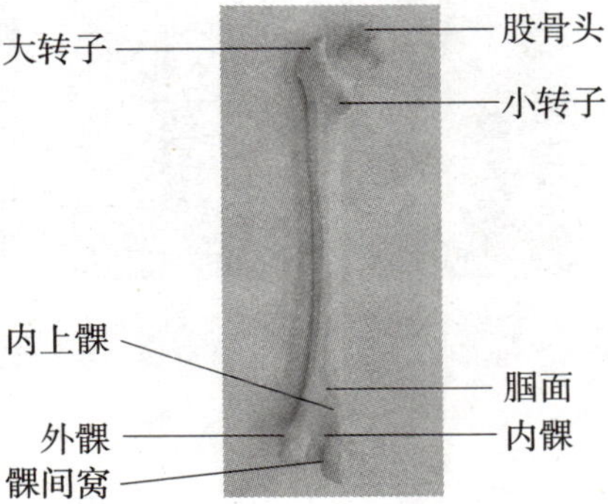

b 前面观

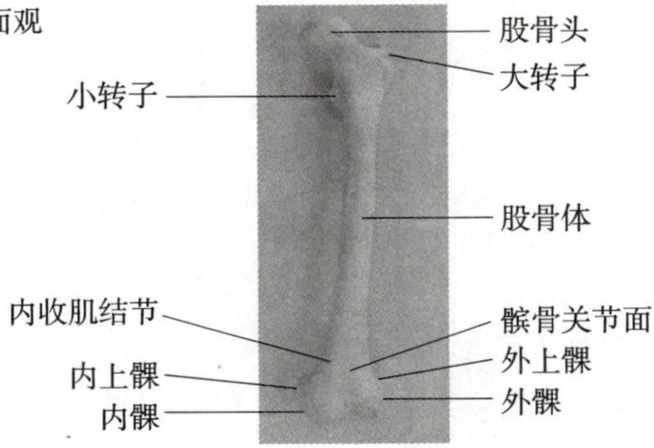

图 2-51 骨盆的构造

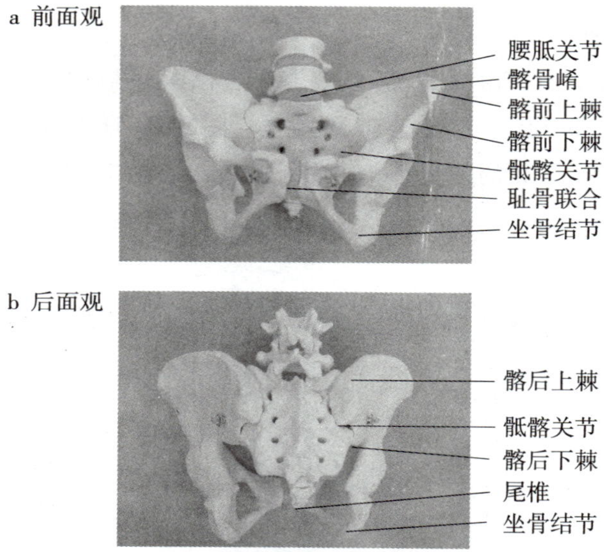
a 前面观
腰骶关节
髂骨嵴
髂前上棘
髂前下棘
骶髂关节
耻骨联合
坐骨结节
b 后面观
髂后上棘
骶髂关节
髂后下棘
尾椎
坐骨结节

图 2–52 髋关节的构造

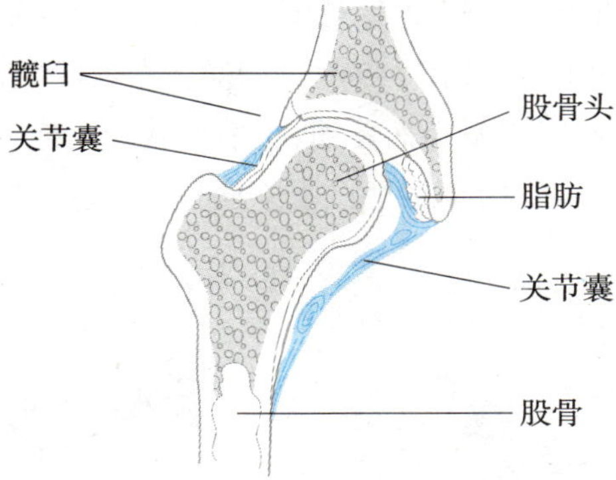

图 2–53 髋关节的韧带

a 前面观

b 后面观

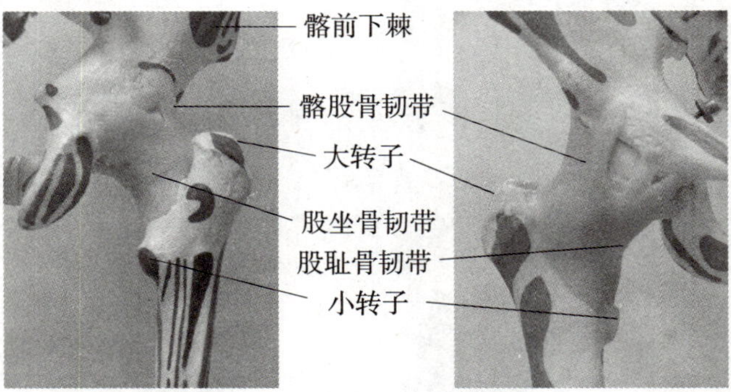

在球体外围及杯状物内缘，都由平滑的软骨覆盖，并有滑膜分泌黏液以降低摩擦。髋关节的活动度，在膝盖伸直时可弯曲90°，膝盖弯曲时可弯曲120°，过度伸直20°，外展40°，内收20°，内旋、外旋各约40°~45°（图2–54）。当髋关节有毛病时，软骨就不再平滑，如果滑膜因发炎而萎缩，关节囊就会结疤、变硬，而关节的运动及负重功能（例如站立、上下楼梯）也会变差。

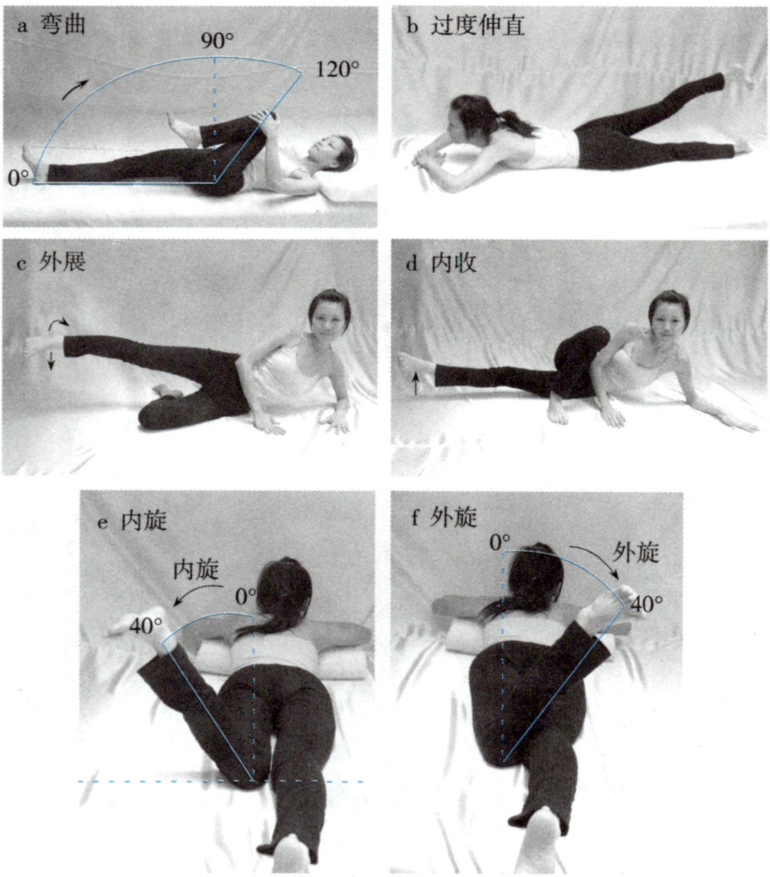

图 2–54　髋关节的活动度

腹股沟

腹股沟是位于下腹部及大腿上缘间的韧带与肌肉组织。股三角（如图2-55）则是由鼠蹊韧带、髂腰肌（iliopsoas）、内收肌（adductor）包围而成，内含重要的股动脉、股静脉、股神经，主管下肢血液循环及大腿前侧的感觉与运动功能。

图 2-55 股三角

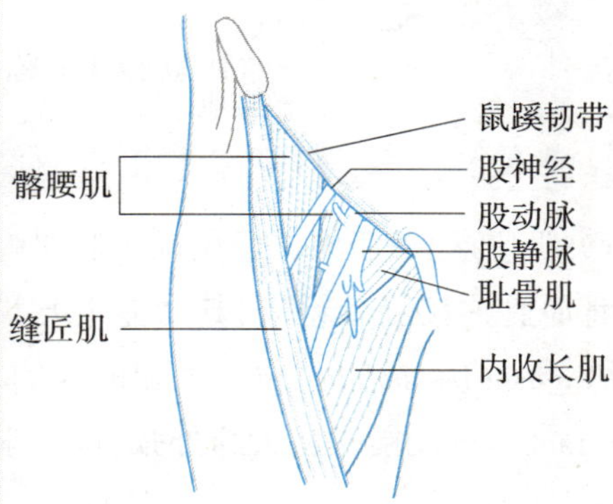

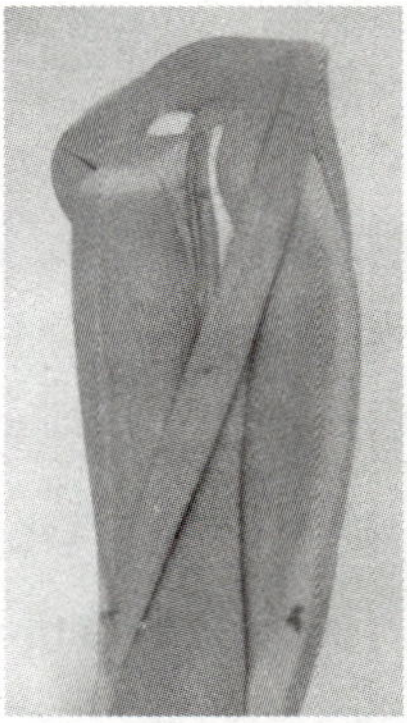

大腿肌肉

大腿包含身体最大的一根骨头，称为股骨。股骨周围由许多大肌肉保护着，这些跨过髋关节与膝关节的肌肉，主要功能是移动大腿及小腿（图2-56~图2-58）。

- 位于大腿前内侧的肌肉有：髂腰肌、缝匠肌（sartorius）、股薄肌（gracilis）及内收肌群（图2-56）。其中，髂腰肌可屈曲大腿及躯干，缝匠肌可屈曲大腿和膝盖；内收肌群则以大腿内收为主。

图 2-56 大腿前侧的肌肉

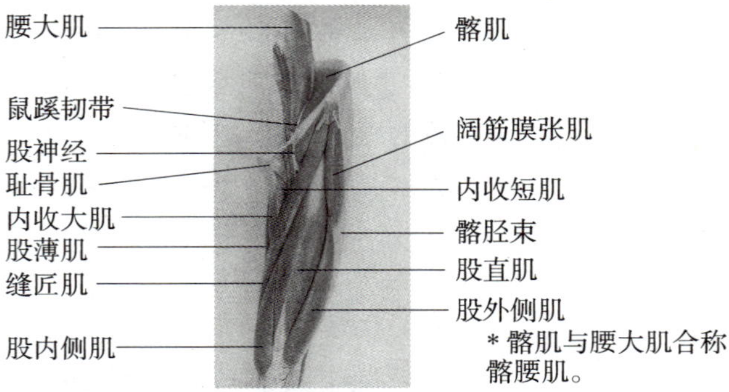

- 位于大腿前侧的股四头肌包括4条肌肉，经由四头肌肌腱终止于髌骨，再经由髌骨肌腱连接胫骨粗隆，其功能主要是伸展膝盖。关节膜张肌（tensor fascia lata）位于大腿前外侧，终止于髂胫束（iliotibial tract），其功能是将大腿外张，这在学术上称为“外展”。

图 2-57 大腿的外展肌

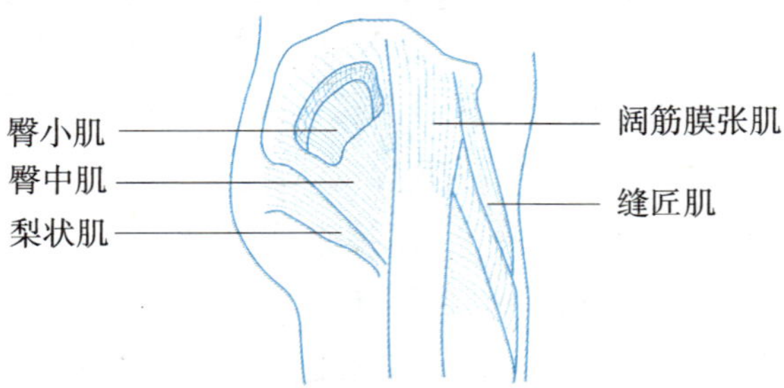

图 2-58 大腿后侧肌肉

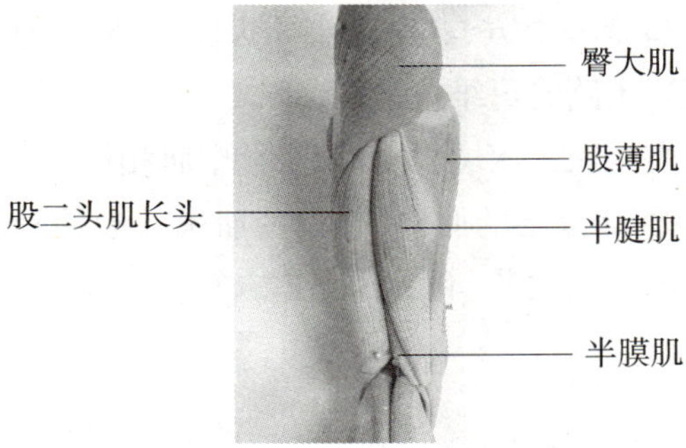

大腿后侧的肌肉称为腿后肌（hamstring）：包括股二头肌、半腱肌、半膜肌3条肌肉（图2-58），皆跨过两个关节，共同起源于坐骨粗隆（ischial tuberosity），有伸直大腿及屈曲膝盖的作用。

臀部肌肉

图 2-59 臀部深层肌肉（外旋肌及外展肌）

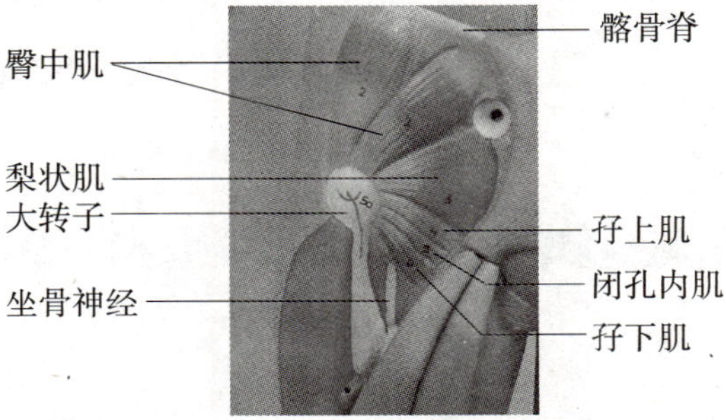

- 臀大肌：是臀部最大、最浅层的肌肉，也是一般肌肉注射的地方，可伸直及外展大腿。
- 臀中肌：在臀部外上方，其功能主司大腿的外展，且在站立时可稳定骨盆，走路时可维持平衡。
- 臀小肌：在臀中肌的深层，其作用与臀中肌相似。
- 梨状肌：为臀部深层的肌肉，和其他肌肉一起使髋关节外转及外展，并可稳定关节（图2-57、图2-59）。

坐骨滑液囊

坐骨滑液囊位于臀部坐骨隆起和臀大肌之间，是内含滑液的囊状构造，对于碰撞和压力提供了润滑缓冲的作用（图2-60）。其他还包括转子滑液囊及髂□滑液囊等。

图 2-60 常见的滑液囊炎位置

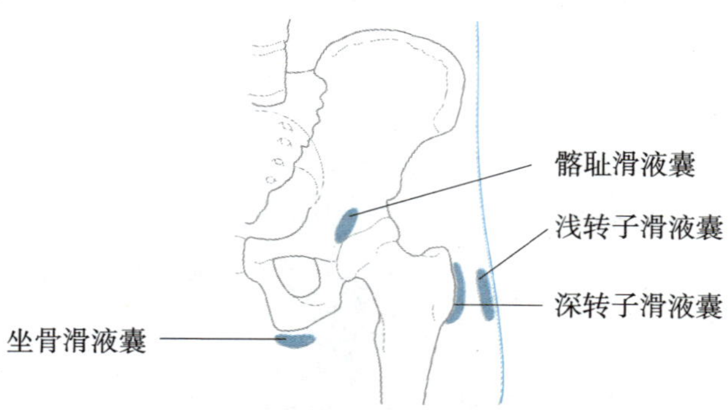

臀部、大腿的常见病症

肌肉拉伤

可能病因 ▶肌肉因强烈收缩或过度拉长时，常会造成肌纤维微细的损伤，甚至引起肌肉部分或完全断裂，这即是肌肉拉伤。特别是在体育运动中，常常因为准备不充分、训练不足、过度疲劳、动作错误或注意力不集中等原因，而导致肌肉拉伤。尤其是完成动作时，肌肉主动猛烈地收缩，超过了肌肉本身的负担能力；或突然被动地过度拉长，超过了肌肉的伸展极限，这都是造成拉伤的原因。

临床症状 ▶跑跳时突然有“啪”一声或拉了一下的感觉，随后腿部会有疼痛感及局部肿胀压痛，甚至在几天后产生淤血硬块。

治疗方式 ▶急性期需冰敷，用弹性绷带包扎压迫，保持肌肉在伸展状态，但不能过度伸展；使用消炎止痛药、电刺激、针灸、贴扎也均有帮助。针对局部血肿硬块不易消散的情况，可用针灸、超声波、干扰波及深层按摩来改善。急性期过后，虽然肌肉收缩或伸展时均不会觉得疼痛，仍应以弹绷、贴扎或护套保护受伤部位。

最好在不痛的范围内做伸展运动，以改善肌肉的柔软度，并逐渐加强肌力训练。初期的复健需依据疼痛程度来调整牵张运动的强度，慢慢增加肌肉长度，而肌力训练则必须在关节活动度及疼痛缓解后才可加入。因为在运动时，拮抗肌的相互协调很重要，因此肌肉力量的训练需均衡，不可只锻炼大腿前侧肌力而忽略腿后肌。此外，运动前的暖身运动，尤其拉筋方面一定要确实执行，以避免再次受伤。

酸痛TIPS 常见的肌肉拉伤

拉伤种类	发生原因	酸痛症状
髂腰肌的拉伤	因缺乏充分热身，腿部突然快速屈曲所引起	腿部抬高向前屈曲时，鼠蹊部内侧深层会感觉疼痛
鼠蹊部内侧内收肌拉伤	因突然且激烈的大腿内收或过度使用所引起	跳跃或劈腿时，鼠蹊部内侧感到非常疼痛
腿后肌的伤害	以肌肉撕裂伤居多，常起因于爆发性的动作，例如跑步的加速或冲刺。这可能是因为运动前的热身不足或肌力不足，多发生在运动季节初期	当跑或跳时，运动员会觉得大腿后方有“啪”的一声或拉到的感觉，且患处有压痛、肿胀现象。此外，当屈膝或身体前弯要触摸脚趾时，亦会产生疼痛

酸痛TIPS 运动员大腿肌肉的拉伤

运动员大腿肌肉的拉伤，最常发生于大腿前侧的股四头肌及大腿后侧的腿后肌，若是瞬间力量太大，也可能合并肌肉断裂或撕裂性骨折。受伤原因可能是跳有氧舞蹈时，突然增加腿部的活动范围；跑步前暖身拉筋运动不确实，或突然增加训练的强度、时间及距离；健身房中重量训练过重或过猛。

除了上述两肌肉之外，大腿内收肌的肌肉拉伤，也常见于足球、骑马及体操等运动，如单脚支撑踢球时突然滑倒。比较特别的是，运动时这个部位的血流量较大，因此常常在伤后形成血肿，若没有妥善处理，可能会结疤或钙化，产生骨化性肌炎（肌肉发炎、钙化，甚至变成骨头），而影响患者整体的运动表现。

大腿股四头肌挫伤

可能病因 ▶直接踢打或重击大腿前方肌肉，会造成股四头肌的伤害，产生肿胀、疼痛及压痛。

临床症状 ▶外观上常有明显淤血，且可摸到硬块（血肿），此即是肌肉挫伤（淤血）。

治疗方式 ▶大多数的患者，受伤的股四头肌会在数天或数周内自然痊愈；但是少数人的肌肉却会钙化、骨化，演变成骨化性肌炎，造成长期的疼痛。

- 急性期（受伤后48小时内）：要对患者进行冰敷及压迫（图2–61），预防血肿的扩大，且在不痛的范围内，进行被动的牵张运动和主动、柔和的关节活动；此时走路可用拐杖支撑，避免受伤的脚完全踩地。

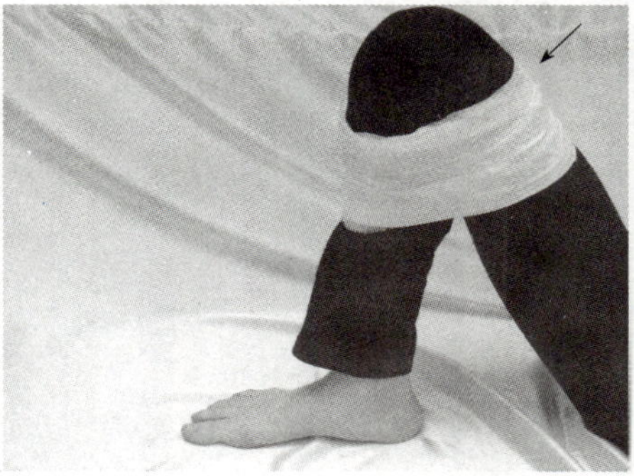

图 2–61 压迫性包扎——用于急性股四头肌挫伤

- 亚急性期（受伤2~5天）：可以搭配交替式冷热疗、被动牵张运动及主动关节活动，并在不痛的范围内，进行适度的肌力训练。
- 过了亚急性期后：要继续主动的关节活动，同时肌力的训练要逐渐增加分量，亦可采用脚踏车运动。
- 最后阶段的评估：患侧的关节活动度与健侧脚必须相差10°以内，双脚必须有相等的肌力及肌耐力，才可进行功能的训练，例如慢跑、急停、折返跑等。

臀中肌症候群

可能病因 ▶臀中肌症候群是发生在臀中肌的肌膜疼痛症候群(图2–62)。日常活动中如弯腰、直立、行走、下蹲等,臀中肌均扮演重要的角色,因此受伤的机会不小,尤其是突然改变体位时,更容易造成损伤。

图 2–62 臀中肌传导痛部位

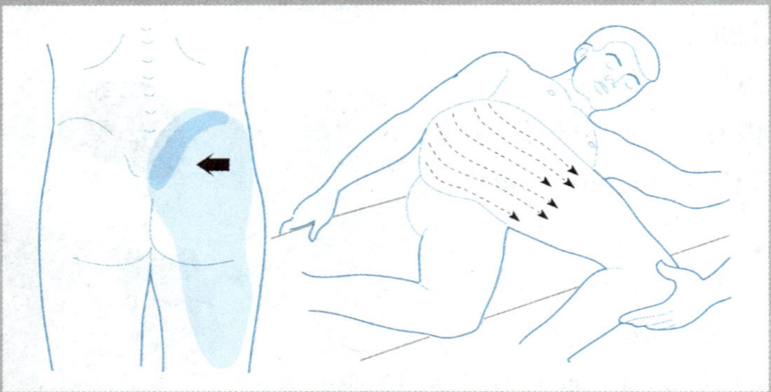

临床症状 ▶主要是慢性的腰臀部酸痛,有时还会扩散到大腿;尤其患者本身劳累时,症状会更加严重。

诊断检查 ▶检查时可发现臀中肌有压痛点及紧绷的肌肉带,按压扳机点(trigger point)也会出现局部及传导痛(或牵引痛)。直腿抬高时,也会诱发患侧臀部及大腿的疼痛,此时千万不要误以为是坐骨神经痛。

治疗方式 ▶消炎止痛药、肌肉松弛剂、病灶注射局部麻醉剂(如xylocain)、热疗、电刺激、针灸、按摩及牵张运动。

坐骨滑液囊炎

可能病因 ▶坐骨滑液囊位于臀部坐骨隆起和臀大肌之间（图2–60），罹患坐骨滑液囊炎（又称为“织女臀滑液囊炎”，因为织女需久坐，且两腿交替伸直、弯曲，故易得此症）的原因，多是长时间坐在过于坚硬的座位上，反复性的微小伤害累积所导致。例如因工作形态容易久坐不动的上班族、电脑工作者及长时间骑摩托车的民众，都是危险族群。

临床症状 ▶在坐骨下的疼痛，只要病人坐着，臀部就会隐隐作痛。

诊断检查 ▶除了局部的压痛点之外（图2–63），超声波可看到坐骨滑液囊肿胀。

治疗方式 ▶除了热敷、超声波、电刺激及针灸之外，对于较严重的病患，使用 低剂量的类固醇注射，可以缓解坐骨滑液囊的发炎。同时建议使用软软的坐垫，并调整好坐着的时间，最好每隔1小时就要起身动一动，免得臀部的压力无法缓解而致病。

图 2–63 坐骨滑液囊炎

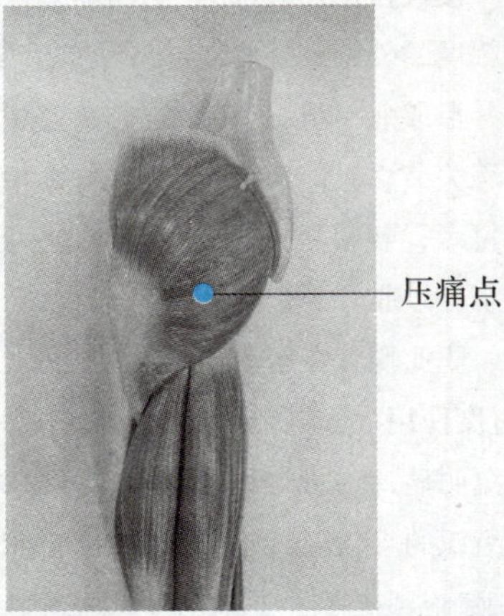

髋关节扭伤

可能病因 ▶髋部的急性扭伤，常是因为腿部伸展太快或突然跌倒所引起；而慢性扭伤则多由于髋关节囊和韧带的长期过度伸展所导致。

临床症状 ▶髋部急性扭伤时，同侧抬腿或抬腿绕圈会引起髋关节的疼痛；慢性扭伤则是前举腿或后举腿时，髋关节外侧会有局部疼痛和压迫感。

治疗方式 ▶消炎止痛药、电刺激、深层热敷（如短波、超声波）及针灸、关节牵张运动。

酸痛TIPS 舞者是髋关节扭伤的高危险群

慢性拉伤在跳舞的人中最常见，因为跳舞时往往要求髋关节要做大幅度的外旋及外展，若舞者的胶原组织延展性差的话，便可能发生断裂并形成疤痕组织。由于古典芭蕾是从小开始就慢慢做伸展的训练，允许髋关节囊慢慢牵张，因此损伤的可能性较小。不过，青春期或成年才习舞者，当髋 关节过度外展时，就可能导致受伤，并引起髋臼的钙化，甚至导致股骨头生出骨刺。

职业舞者在运动的最大极限时，重复使用髋关节，相当容易导致“过度使用症候群”。尤其男舞者较高较重，却常跳得较高，因此其症状会更明显，往往到四五十岁时就会出现关节炎的问题。预防之道是改善软组织的柔软度，并注意姿态的正确性。

梨状肌症候群

可能病因 ▶梨状肌位于臀部深处，因其外形似梨，故称为梨状肌,其功能主要是将髋关节外旋。大多数人的坐骨神经是从梨状肌的下方通过;另有约15%的人,其坐骨神经则是直接穿透梨状肌,因此,只要梨状肌受伤、发炎、出血、过度使用或肿瘤压迫的症状,这就称为“梨状肌症候群”(图2-64)。

图 2-64 梨状肌扳机点及传导痛部位

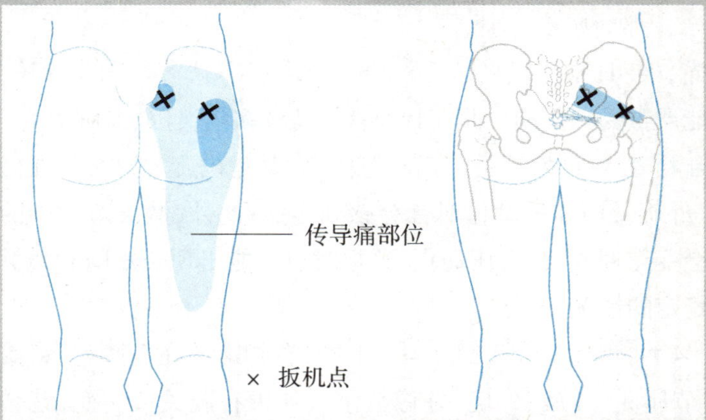

临床症状 ▶患者常觉得单侧臀部疼痛,严重时走路还会跛脚,甚至连在床上翻身都很不舒服。

诊断检查 ▶会发现臀部有压痛点,甚至摸到肌肉硬块。此外,将梨状肌牵张或梨状肌用力收缩时,也会引起疼痛。

治疗方式 ▶目前仍以保守疗法为主，包括针灸、局部注射止痛剂、短波或超声波深部热疗,再加上梨状肌的拉筋运动。如果疗效不尽理想，建议再做进一步检查（如磁振造影、肌电图检查等)。

髋关节炎

可能病因 ▶髋关节炎以退化性(或骨性)关节炎居多(图 2-65)。

图 2-65 髋部骨性关节炎

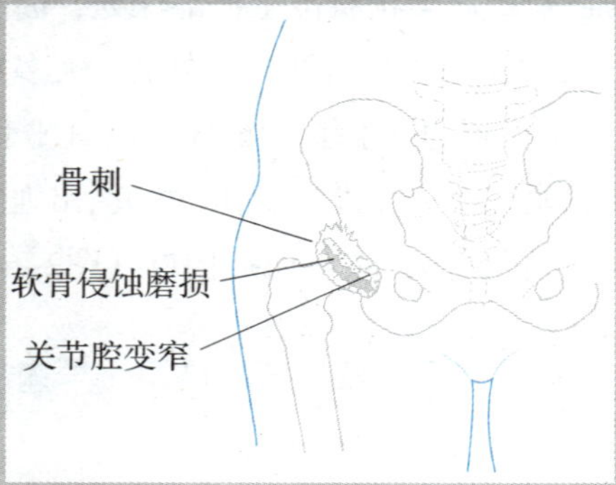

临床症状 ▶髋部及鼠蹊部有疼痛感，也可能延伸至大腿内侧或膝盖。不论行走或爬楼梯，都会感到非常疼痛，使日常生活的功能严重受到影响。此症状通常会持续多年,且愈来愈严重。

诊断检查 ▶可发现关节活动范围(尤其是内旋)减少,且在做内旋、外旋及前屈等动作时皆会感到疼痛;此外,髋关节周围的肌肉会变得僵硬,且有压痛点,严重时也可能出现长短腿和髋关节不稳定的情况。

- "4字形测试"(Patrick test):平躺,右脚踝放在左膝上,将髋关节屈曲、外展、外旋,好像数字4,如果有髋关节病变,就会引起疼痛(如图2-66)。
- X光片:可见到关节面不平整、骨刺生成及外上方关节腔变窄。
- 电脑断层扫描和磁振造影检查:可以早期诊断出病灶所在。

治疗方式 ▶ 除了局部热疗（热敷、短波、超声波）、电刺激外，也需减重及使用拐杖，以减轻髋关节的负荷。但病情严重时，则需更换成人工髋关节，据估计，岛内每年约有1万人因髋关节退化与疾病伤害，而接受人工髋关节置换手术。

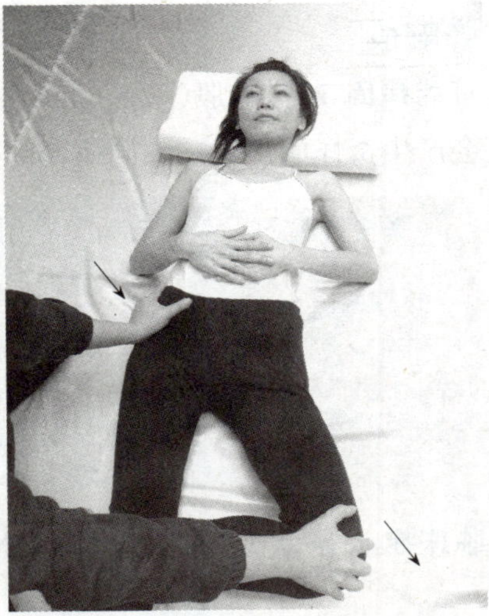

图 2-66 4字形测试（Patrick test）

酸痛TIPS 耻骨痛

在松弛素(relaxin)荷尔蒙的影响下，从怀孕的第10周到第12周开始，位于骨盆前壁的耻骨联合会渐渐变宽，也因而常常引发怀孕末期的耻骨疼痛。

根据在欧洲地区的研究显示，每36位孕妇中，约一位会有耻骨疼痛的现象，不过大多数的患者休息及冰敷之后，耻骨区的症状都可以获得改善。

弹响股

可能病因 ▶弹响股(snapping hip)又称弹拨腿,即髋关节活动时会产生奇怪的声音。不同病变部位的可能造成原因也不同:

关节内病变	骨折后,关节内的碎片或髋臼软骨损伤所引起
内侧病变	主要是髂腰肌滑过髂耻隆凸引起
外侧病变	占90%以上,造成的原因可能是先天性髋关节内翻、舞者的慢性伤害或外伤、打针后遗症等,但大部分还是原因不明

临床症状 ▶常因造成原因的差异而有不同的症状:

关节内病变	常在髋关节前侧产生疼痛弹响,并伴随腿部一阵无力感
内侧病变	当髋部屈曲、外展或外旋时,在鼠蹊部会产生疼痛响声
外侧病变	当髋部屈曲、内收、内旋时,一条紧绷的筋膜(此筋膜包含髂胫束变厚的后缘和臀大肌肌腱的前缘。)突然轻弹越过股骨大转子,会产生听得到、看得到、摸得到的弹响,通常不会疼痛

治疗方式 ▶原则为不痛不治疗,如果疼痛,先采取保守疗法——休息,必要时再配合口服非类固醇消炎药及热敷、电刺激、拉筋复健或手术治疗。

臀部、大腿酸痛的运动治疗

臀腿肌肉牵张运动

这里的复健，主要是强化髋关节周围及大腿的肌肉力量，恢复关节的活动度，帮助患者尽快地回复正常的功能。

1 膝盖毛巾运动

功效：可牵张大腿前侧肌肉。

动作：俯卧屈膝，以毛巾绕过足踝，将毛巾拉紧至膝盖弯曲的极限时，维持姿势10~30秒钟再放松。

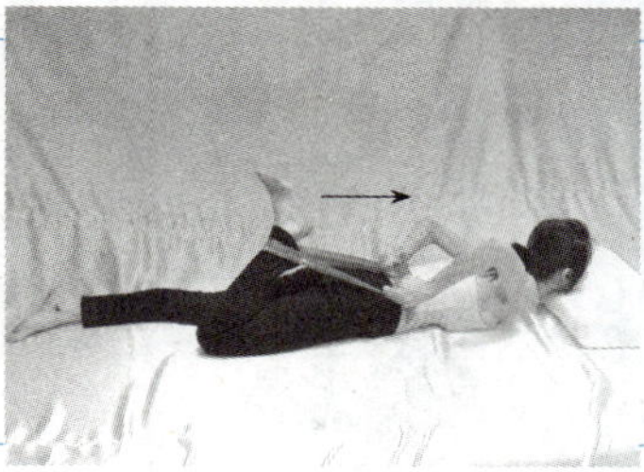

图 2-67 膝盖毛巾运动

2 俯卧拉筋运动

功效：右髋屈肌的拉筋运动。

动作：俯卧，左膝及髋屈曲，将右腿伸直下压，维持10~30秒钟。

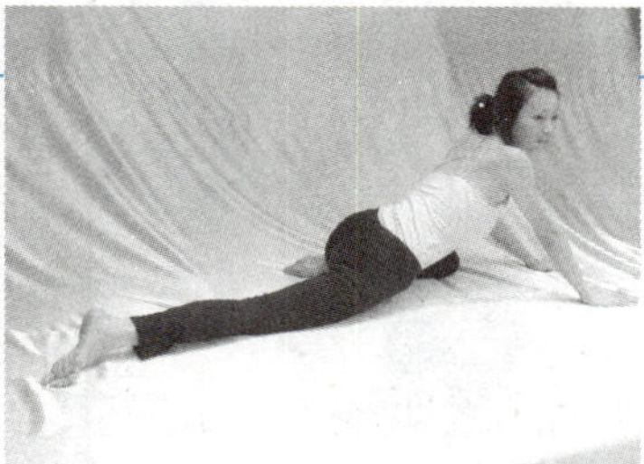

图 2-68 俯卧拉筋

3 腿后肌及小腿拉筋运动

功效：可以伸展大腿、小腿后面的肌肉及跟腱。

动作：仰卧，膝盖伸直抬高，以毛巾绕过足底，维持姿势 10 ~30 秒 再 放下。

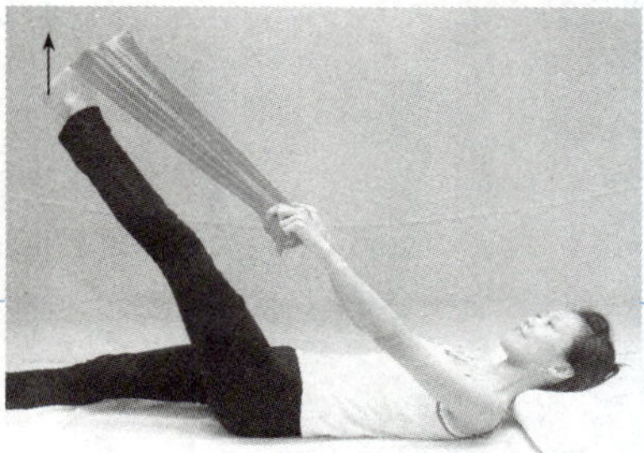

图 2-69 腿后肌及小腿拉筋运动

4 外展屈膝运动

功效：股四头肌及大腿内收肌的牵张运动。

5 仰卧滑墙运动

功效：左侧腿后肌及右侧臀大肌的牵张运动。

臀部、大腿酸痛的运动治疗

臀腿肌肉牵张运动

6 分腿牵张运动

功效：综合性的运动，但以牵张双大腿内收肌为主。

4

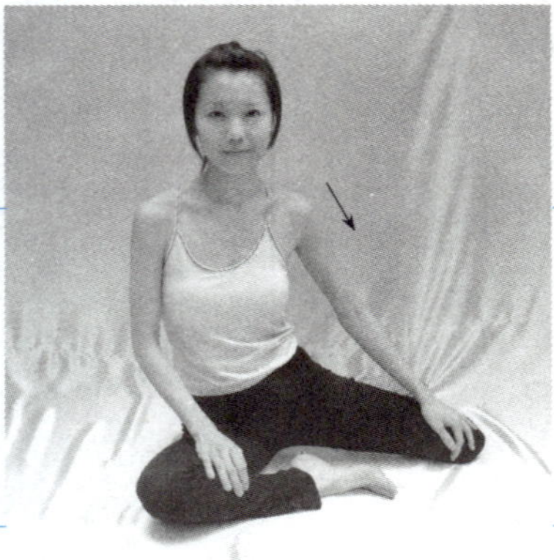

动作：侧坐，右侧髋及膝关节弯曲，左侧髋关节后伸直且外张，牵张左侧髋部内收及前侧肌肉，维持10~30秒钟。

图 2–70
外展屈膝

5

动作：仰卧，左足伸直贴墙，右足贴墙下滑，使膝弯曲至极限，维持10~30秒钟。

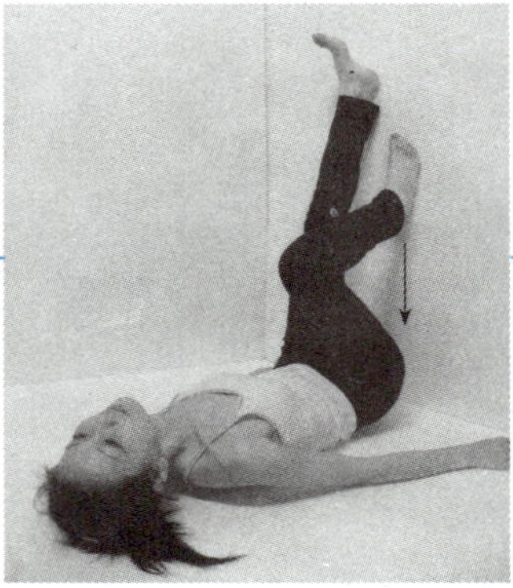

2–71 仰卧滑墙运动

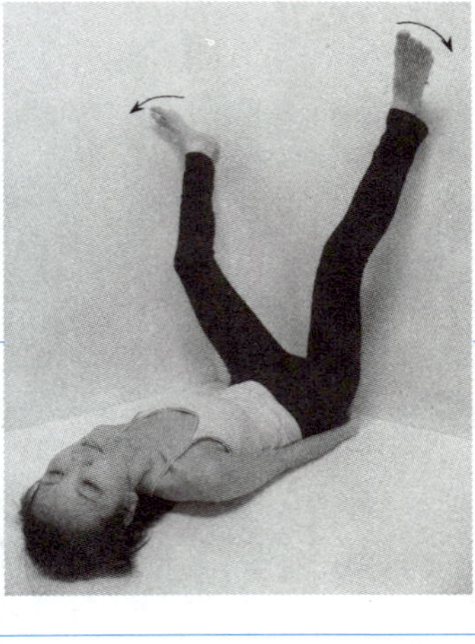

6

动作：仰卧，髋关节屈曲，分腿牵张大腿内侧肌肉，维持10~30秒钟。

图 2–72 分腿牵张

7 前弓后箭运动

功效：髋屈曲肌及髋部前侧软组织的牵张。

7

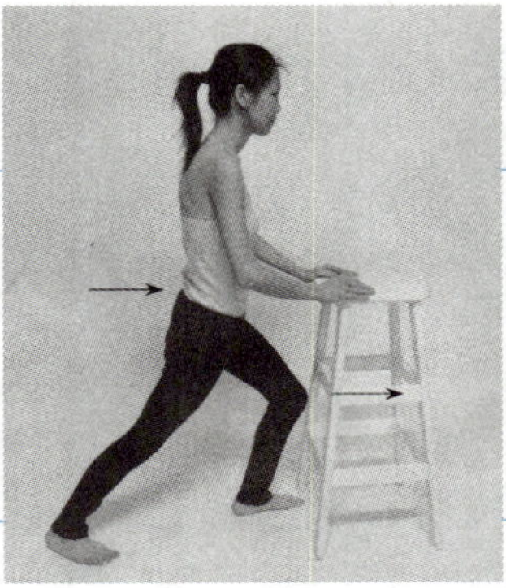

动作：双脚前弓后箭深蹲，牵张髋部（右侧）前侧肌肉，维持10~30秒钟。

注 此动作亦可牵张小腿后方的肌肉。

图 2-73　前弓后箭

8 站立屈膝运动

功效：右大腿的肌力训练及左髋关节屈肌的牵张运动。

8

动作：站立，右足踩脚踏板或小凳子，屈膝向前至极限，维持10~30秒钟。

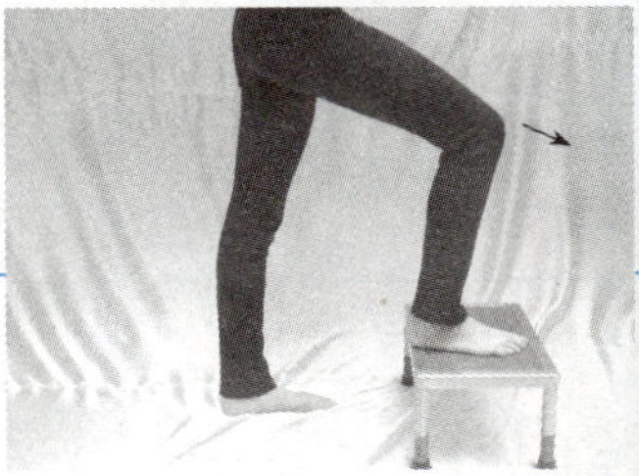

图 2-74　站立屈膝

臀部、大腿酸痛的运动治疗

臀腿肌肉牵张运动

9 坐姿屈膝运动

功效：臀大肌及背肌的牵张运动。

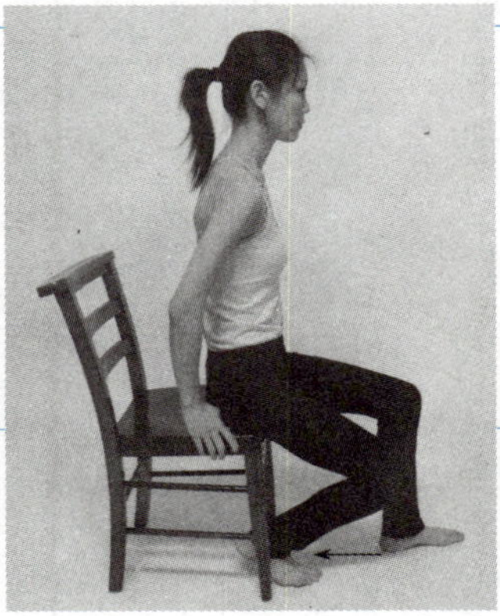

9

动作：坐姿，屈膝，身体向前弯曲至极限，维持10~30秒钟。

图 2-75　坐姿屈膝

10 大腿前侧拉筋运动

功效：伸展大腿前方的肌肉。

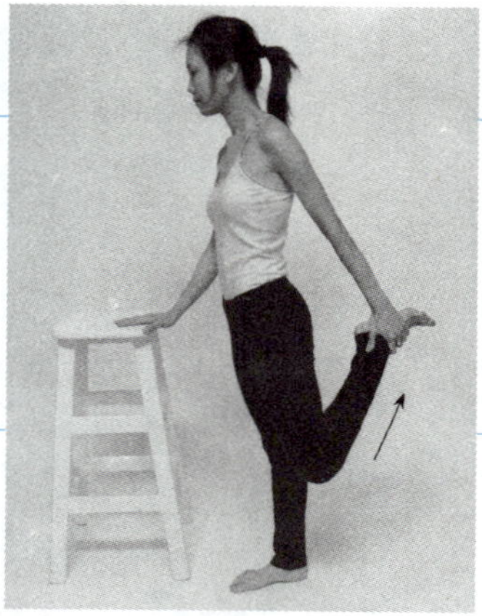

10

动作：单脚站立时，一手拉住脚踝，屈膝伸展大腿前侧肌肉，持续约10~30秒钟。

图 2-76　大腿前侧拉筋

臀部、大腿酸痛的运动治疗

臀腿肌肉牵张运动

11 腿部内侧拉筋运动

功效：伸展大腿内收肌。

11

动作：采坐姿，双脚足底相对，尽量伸展大腿内侧肌肉，使膝盖外侧靠近地面，维持10~30秒钟。

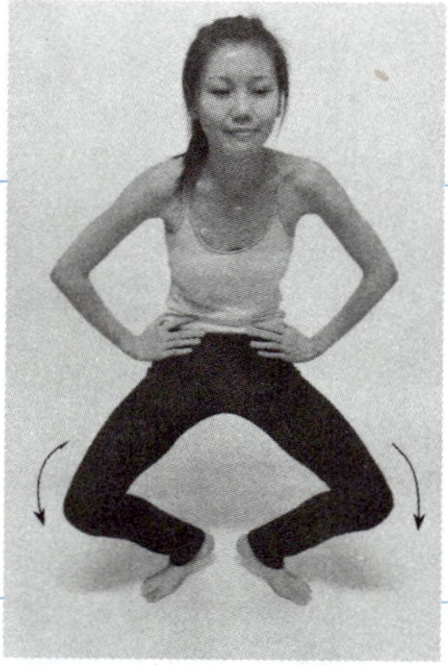

图 2-77　腿部内侧拉筋

臀部、大腿酸痛的运动治疗

强化大腿肌力

1 侧弯牵张运动

功效：牵张大腿外侧肌肉及肌腱。

1

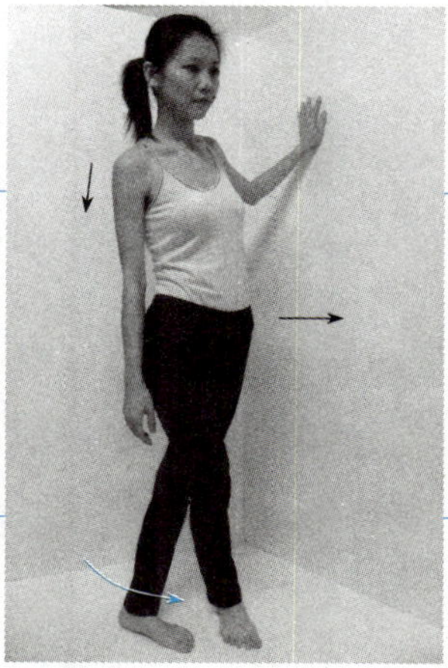

动作：站立扶墙，双脚前后交叉，上半身侧弯离墙，臀部向墙靠近，维持10~30秒钟。

图 2–78　侧弯牵张

2 外展抬腿运动

功效：大腿外展肌肉（臀中肌等）的肌力训练。

2

动作：站立扶墙，大腿外展上提，维持6秒钟。

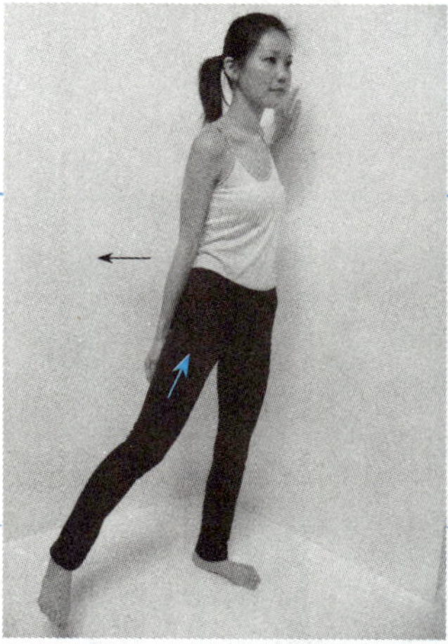

图 2–79　外展抬腿

3 屈腿运动

功效：大腿后肌的肌力训练。

3

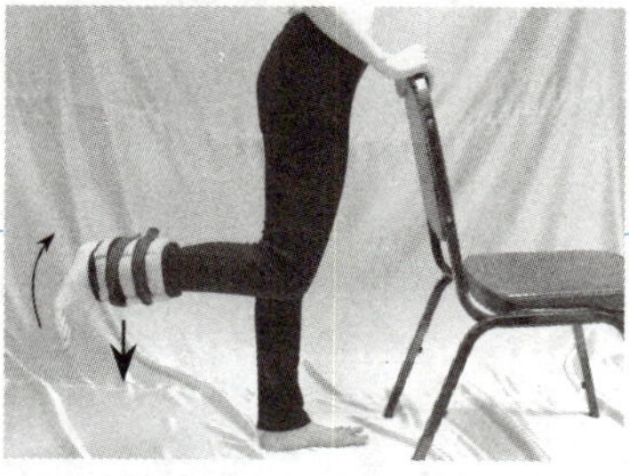

动作：站立扶椅，膝盖弯曲，踝部绑沙包往后上方提起，维持6秒钟。

图 2–80　屈腿

4 跨步运动

功效：大腿肌力训练。

4

动作：站立，双脚前弓后箭，大腿前侧肌肉出力，维持6秒钟。

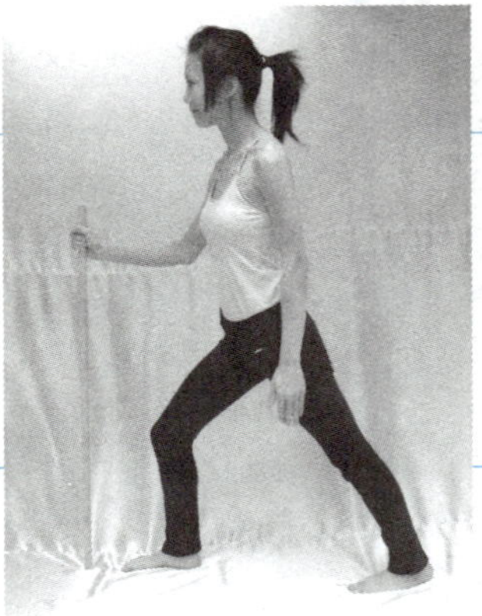

图 2–81　跨步

臀部、大腿酸痛的运动治疗

强化大腿肌力

5 大腿后外侧强化运动

功效：臀大肌及臀中肌、臀小肌的肌力训练。

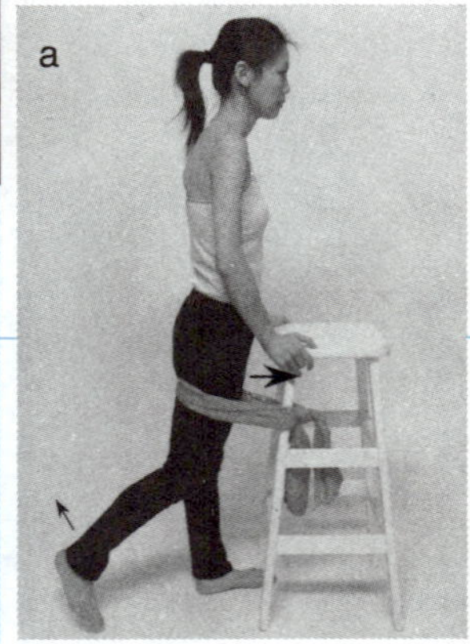

5

动作：站立，与弹性带阻抗，训练大腿往后及往外侧出力，维持6秒钟。

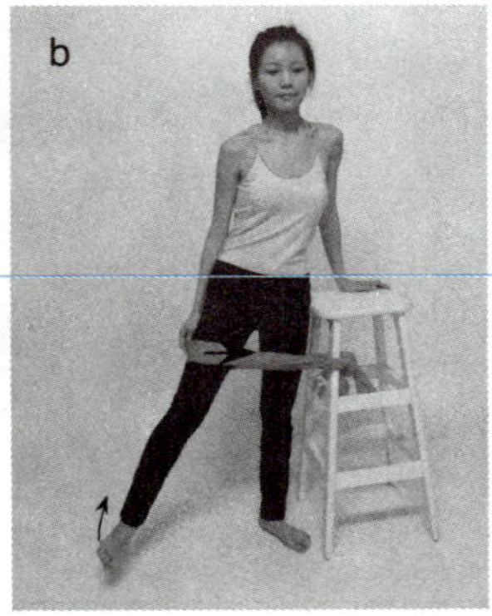

图 2–82　大腿后侧及外侧的肌力强化

臀部、大腿酸痛的运动治疗

强化大腿肌力

6 半蹲滑墙运动

功效：大腿肌力训练。

6

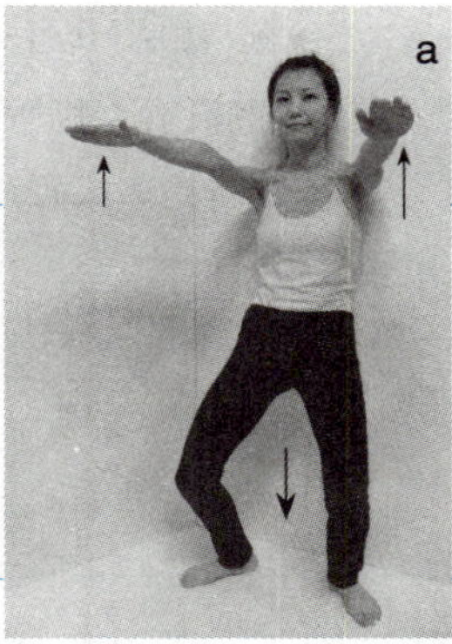

动作：半蹲，背靠墙下滑或以背部滚球而下，配合双手抬高，维持身体平衡。

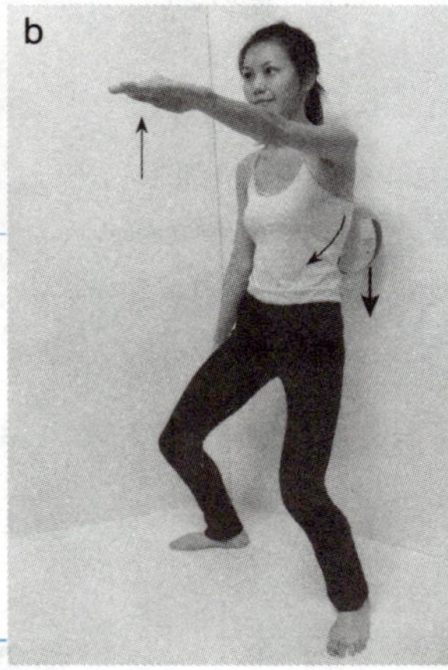

图 2–83　半蹲滑墙

7 大腿内收运动

功效：大腿内收肌（下腿）及外展肌（上腿）的强化运动。

7

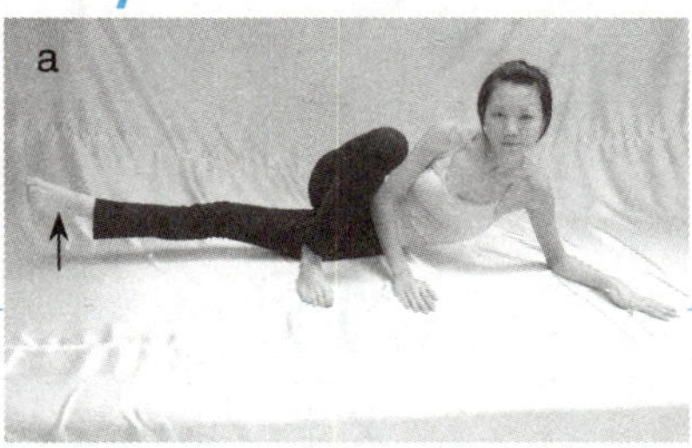

动作：侧卧，上侧大腿外展，下侧大腿内收抬高离床，维持6秒钟。

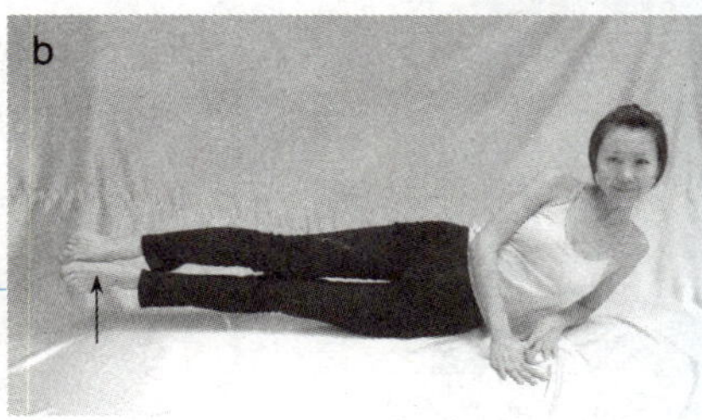

图 2–84　大腿内收

臀部、大腿酸痛的运动治疗

强化大腿肌力

8 侧卧抬腿运动

功效：大腿外展肌肉（臀中肌等）的肌力训练。

8

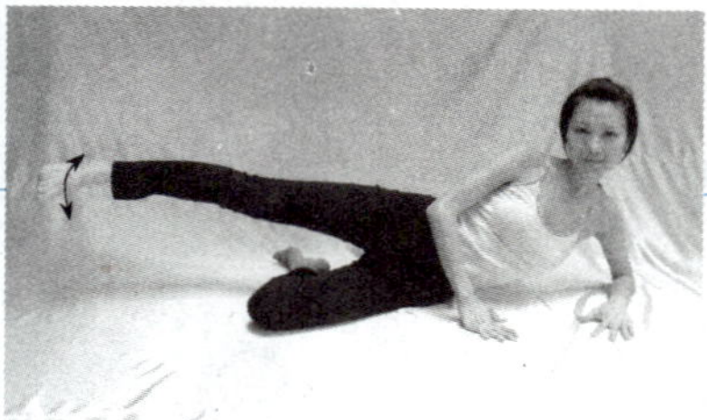

动作：侧卧，左下肢屈膝，右大腿外展平行抬离床面，维持6秒钟。

图 2-85　侧卧抬腿

9 抬腿运动

功效：大腿伸肌（四头肌）的肌力训练。

9

动作：仰卧，膝下垫一卷毛巾束。大腿用力使膝盖伸直离床，维持6秒钟。

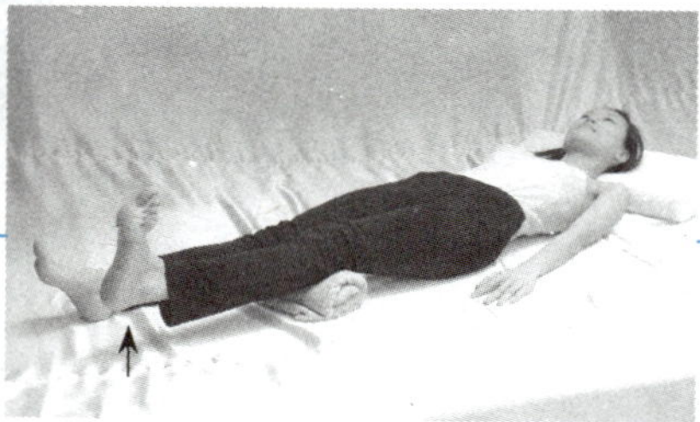

图 2-86　抬腿

10 直膝牵张运动

功效：大腿后肌的牵张运动。

10

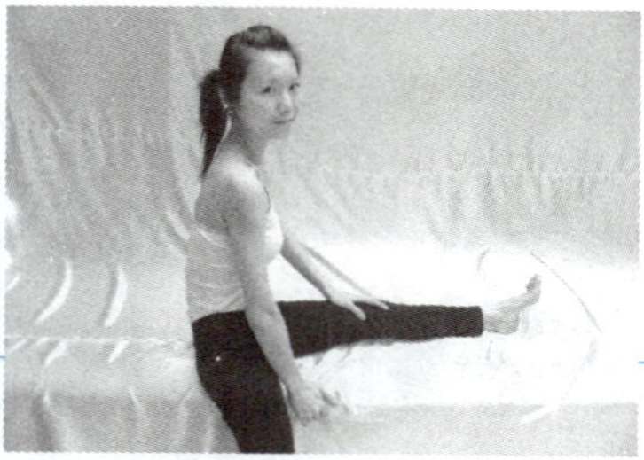

动作：坐姿或卧姿，将髋关节屈曲，膝盖伸直牵张大腿后侧肌肉，维持10~30秒钟。

图 2-87　直膝牵张

臀部、大腿酸痛的运动治疗

强化髋关节周围

1 架桥运动

功效：借助臀部伸肌与外展肌的牵张及强化，帮助稳定骨盆。

1

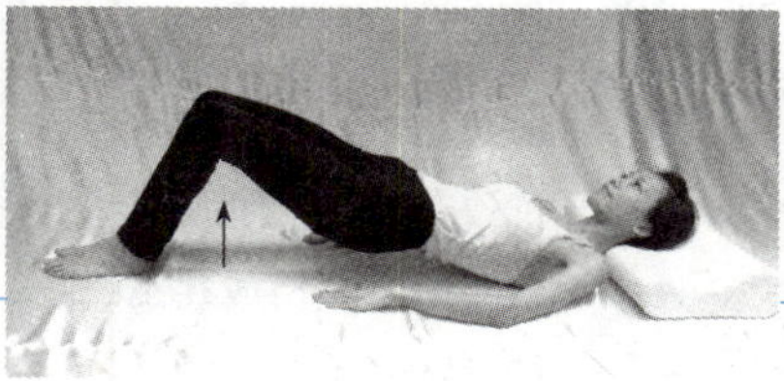

动作：仰卧，屈膝抬臀离床，维持6秒钟。

图 2-88 架桥

2 跪姿抬腿运动

功效：臀大肌的肌力训练。

2

动作：跪姿，屈膝抬臀，大腿平行地面，维持6秒钟。

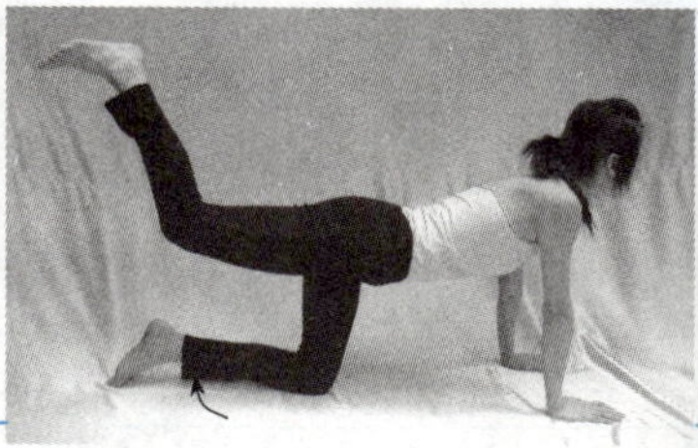

图 2-89 跪姿抬腿

3 臀部牵张运动

功效：牵张臀部肌肉。

3

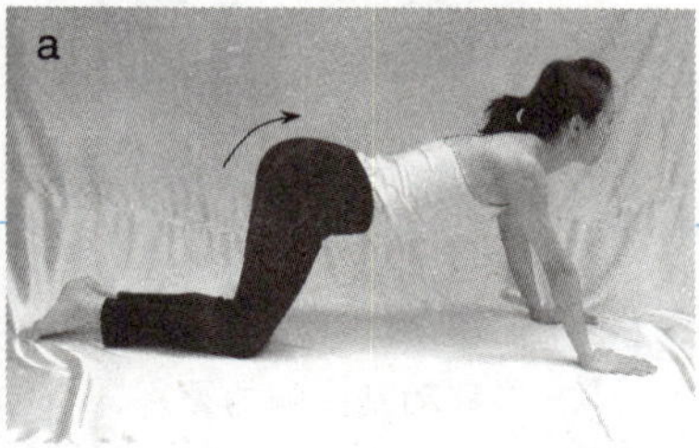

动作：跪姿，腰椎伸直，前后摆臀，5~10次。

图 2-90 臀部牵张

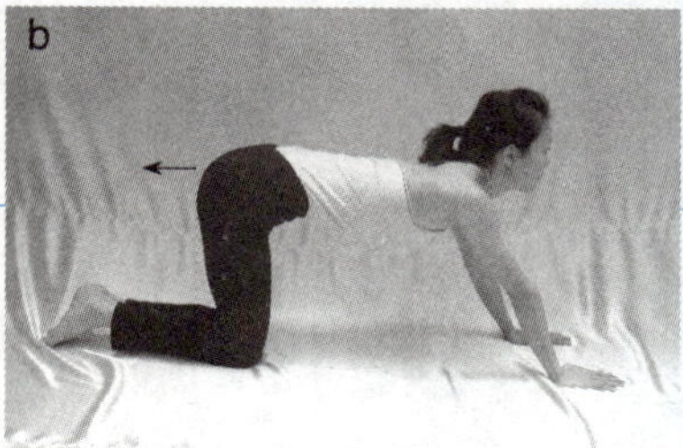

4 伸腿强化运动

功效：髋关节伸肌强化运动。

臀部、大腿酸痛的
运动治疗

强化髋关节周围

5 抬臀运动

功效：臀部减压及活动腰椎。

4

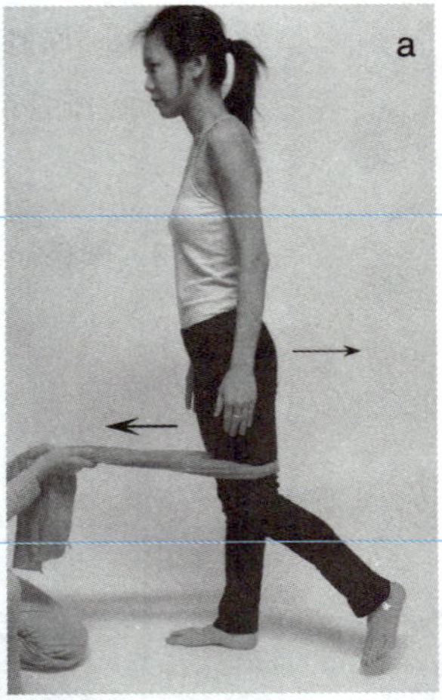

动作：站立，与弹性带阻抗（置膝腘窝或足底），大腿用力往后或往下，维持6秒钟。

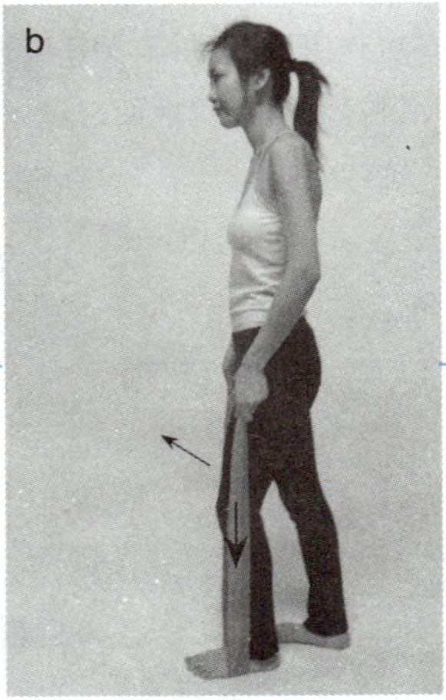

图 2-91　伸腿强化

5

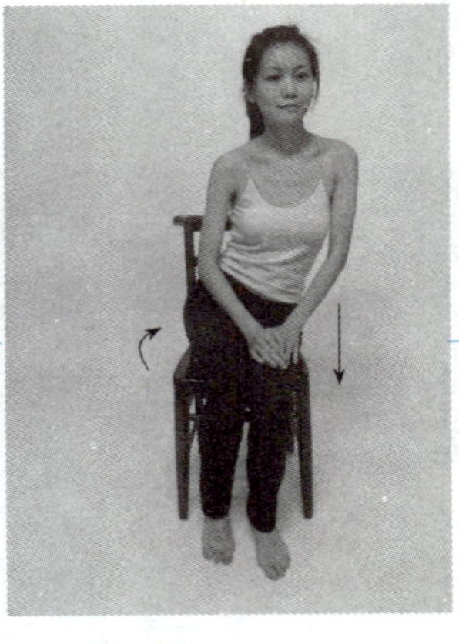

动作：将身体的重心慢慢移动到一侧的臀部，将另一边的臀部抬起，维持5秒钟，再慢慢回正。

图 2-92　抬臀

臀部、大腿酸痛的常用治疗穴道，包括“腰酸背痛”章节介绍的“环跳”、“阳陵泉”、“委中”（参见P.87）等；以及“膝关节与小腿的酸痛”章节里的“血海”（参见P.164）。其他如“梁丘”、“风市”等穴位亦可使用。

臀腿酸痛的常用治疗穴道

1 梁丘

功效：治疗大腿酸痛。

1

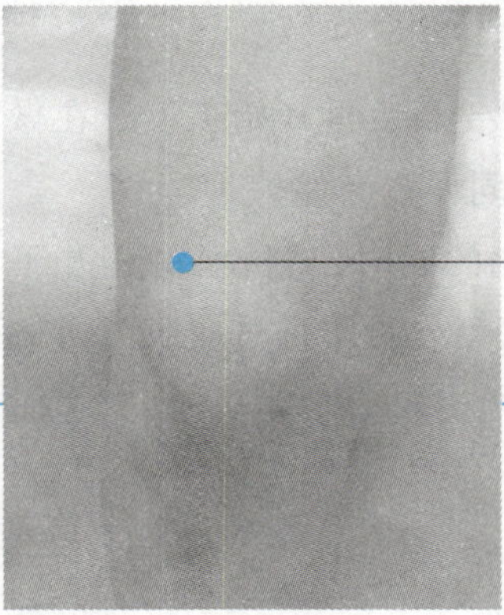

取穴：正坐屈膝垂足，自膝盖外上缘直上2寸处。

图 2–93　梁丘

2 风市

功效：治疗大腿酸痛。

2

取穴：位于大腿外侧。站立时，双手自然下垂，中指指尖到达之处，即上此穴。

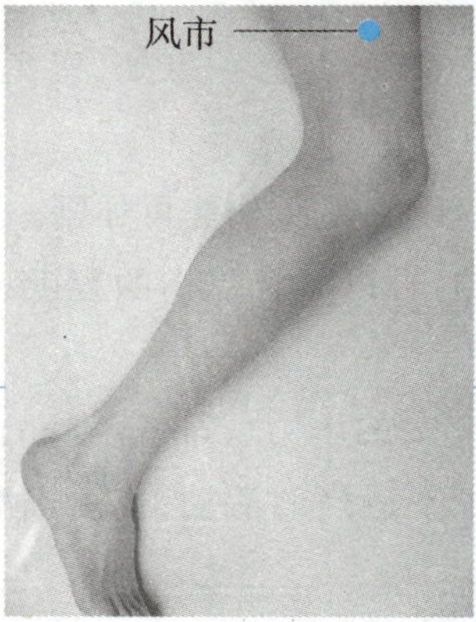

图 2–94　风市

预防臀部、大腿酸痛的保健方法

预防肌肉拉伤的原则

- 训练前应做好暖身运动：暖身运动可以升高肌肉温度，降低肌肉的黏滞度，使肌肉达到运动所需的理想状态。尤其伸展（或牵张）动作，可增加肌肉及关节的柔软性，减少拉伤的机会。
- 合理安排训练量：应根据自身的情况合理安排训练，不要盲目模仿他人的训练计划。
- 正确掌握动作要领：完全掌握技术要领后再开始练习。在做较大重量的高负荷练习时，最好有同伴在旁保护。
- 重视协调性的训练：进行肌力强化的同时，拮抗肌的相互平衡，可减少运动伤害的发生。同一关节的伸肌与屈肌需协调作用，才有较佳的活动表现（例如四头肌需与腿后肌、髂腰肌需与臀大肌配合训练）。

急性损伤时的"PRICE"处理原则

- 遇到急性损伤时要紧记"PRICE"，即是保护、休息、冰敷、压迫和抬高患处。
- "P"代表保护（Protection）：保护患处，以免再度受伤，如使用贴扎、副木等保护患处。
- "R"代表休息（Rest）：可避免伤势再加剧。
- "I"代表冰敷（Ice）：可以减轻受伤的程度，疏解疼痛，也可以消肿。
- "C"代表包扎所产生的压力（Compression）：包扎时最好使用弹性绷带，以减少不适当的活动，也可以减轻内部出血和肿胀的问题。

- “E”代表把伤处举高(Elevation):目的是避免血液积聚在受伤的肢体。

受伤后要避免的“HARM”要点

- “H”代表热敷(Heat):在撞伤或扭伤之后,切忌用热敷。这是因为在最初的24~72小时内(情况要视伤势而定),伤处都会出现红肿的现象,血液流通亦不顺畅,如果过早施以热敷,反而会使出血情形变得更严重。
- “A”是指酒精(Alcohol):受伤后避免饮酒。因为酒精会加速血液循环,道理与热敷一样,也会使肿胀恶化。
- “R”是代表跑步(Running)及其他运动:这是因为受伤的部位继续活动,将会使伤势加剧。
- “M”代表按摩(Massage):因为很容易造成肿胀、出血,并导致伤势恶化。

2-3

膝关节与小腿的酸痛

膝腿酸痛知多少?

早自人类进化到可以直立行走以来，腰背和膝盖的酸痛就已经存在了。随着年龄增加及身体机能的老化，长期负担身体重量的膝关节同样也会出现退化状况，这就像车子开久之后，轮胎会逐渐磨损一般。通常在60岁以后，平均会有约六成以上的人罹患退化性关节炎，其中女性又多于男性。

在体育新闻中，也常常看到足球、篮球等比赛过程，有些运动员因膝盖受伤而临时退场，严重者甚至因此结束了运动员的生涯。此外，时下流行的直排轮鞋运动，基本上是一种很安全的运动，但随着运动的盛行与普及，运动伤害的问题也逐渐浮现。根据一篇针对435位参与直排运轮鞋运动者的问卷调查，80.2%有受伤的经历，其中男性受伤的比率（86.5%）略高于女性（72.0%），主要原因可能与女性运动员佩戴防护装备的比率较高有关。新光医院复健科也曾针对台北市240位直排轮鞋运动爱好者做调查，结果发现66.5%曾因直排轮鞋运动而受伤，其中受伤部位以膝关节最多（占66.3%），肘关节次之（45%）。

所以除了正常的老化之外，因为外伤撞击或不当使用所造成的膝关节伤害最多，例如韧带受伤、肌腱肌肉受伤、滑液囊炎、半月软骨膝盖破损及骨折等。这些伤害若没有好好治疗，久而久之，也会形成退化性关节炎，而膝盖的功能不仅影响我们的行动能力，也和日常生活品质息息相关，因此，爱它就不要伤害它，做任何运动前，不仅事前的准备必须充足，防护装备也不能嫌麻烦而不佩戴，毕竟多一分准备，就能减少意外的发生，也不会有懊悔终身的遗憾。

膝腿酸痛的临床实例

【实例 1】

林小姐（20岁），最近一个月来常感到左膝酸痛，尤其是坐很久后，在站起来的一瞬间，会觉得膝盖相当僵硬疼痛；甚至上下楼也很困难，特别是下楼梯时更为显著。

临床检查：对髌骨（膝盖前方的骨头）直接施压时会产生疼痛。

X光检查：发现膝盖骨外偏且往外移位。

医师诊断

诊断为“髌骨股骨关节疼痛症候群”后，除了给予口服消炎止痛药及限制患者蹲、跪、上下楼梯等活动外，并用护膝和贴扎来保护膝盖。虽然症状于3周后改善，医师仍建议持续大腿的拉筋及肌力训练，来预防疾病复发。

【实例 2】

王妈妈（65岁），最近两三个月来感觉到右膝阵阵酸痛，膝盖周围热热的且有肿胀现象，不仅无法久站，也走不久，上下楼梯时疼痛还会变得更严重。

临床检查：发现膝盖内侧的关节面有压痛点，当关节屈伸时，还有紧绷感与出现沙沙声。

X光检查：从X光片中看到骨刺及关节腔变窄。

医师诊断

诊断为“退化性关节炎”后，便施予患处局部干扰波及热敷治疗，除建议患者穿戴护膝外，也嘱咐避免蹲、跪、爬山及上下楼梯等活动。其他治疗还包括大腿的肌力训练及拉筋运动。

【实例3】

王太太（66岁），平日就觉得右膝怪怪的，上下楼梯或跪着拜拜都会感到不舒服。3天前爬了一趟阳明山，想不到过了一天，右膝变得肿胀、疼痛，几乎寸步难行，不得不赶紧就医。

临床检查：发现右膝肿胀积水很厉害，征得同意后，将右膝积水抽出，总共抽了50毫升澄清、淡黄色的关节液。

积水检查：化验后，并没有看到结晶体，也没有细菌感染的现象。

X光摄影：发现右膝关节腔的内侧间隙变小（图2–95），骨头变得更硬且有骨刺。

医师诊断

经诊断为“膝盖的骨性（或退化性）关节炎”并急性发作，立即给予口服消炎止痛剂，及在膝关节做类固醇注射。此外，也建议患者多休息、少走动，并使用冰敷及弹绷（或护膝）压迫膝关节。数天后。症状逐渐缓解。

图 2–95 膝关节骨性关节炎的X光变化

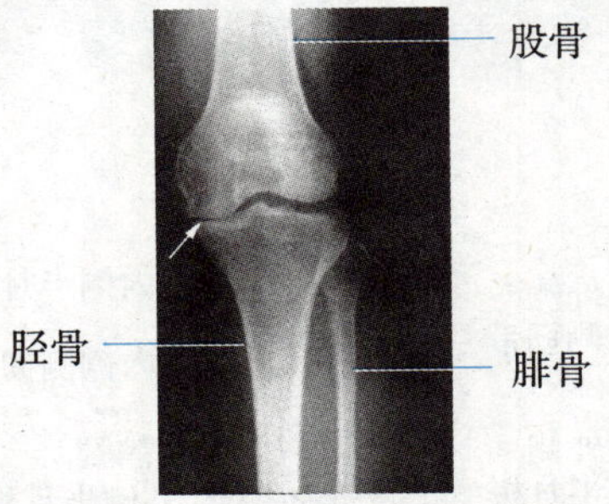

* 箭头处表示内侧关节腔变窄

膝关节、小腿的构造与功能

膝关节

膝关节主要是由股骨、胫骨及髌骨所形成(图2–96)。

图 2–96 膝关节的侧面图

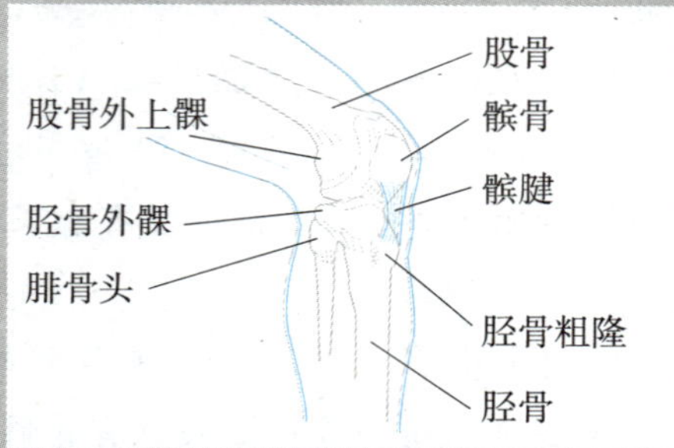

膝部韧带与关节的稳定度有关，主要有内、外侧侧韧带及前、后十字韧带(如图2–97、图2–98)。夹在中央的半月形软骨(或称半月板),除了可增加接触面积,使膝关节更加稳定外,亦具有避震的作用，能吸收股骨末端的力量，因此可保护关节面(图2–99)。至于关节内的滑膜,则会分泌滑液,就如同机械保护用的润滑油一样,使关节可以平顺地活动。

图 2–97 膝关节正面图

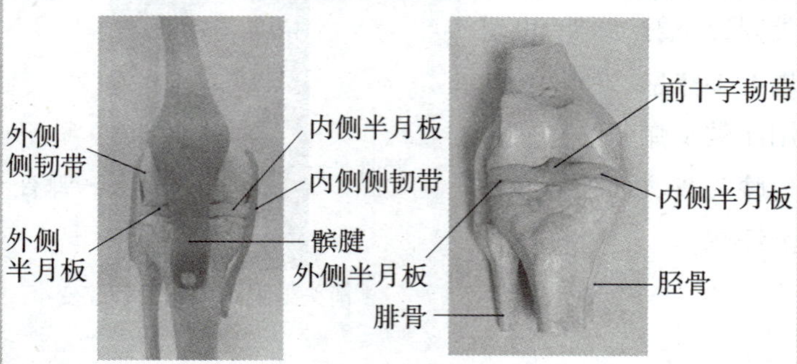

图 2–98 膝关节背面图

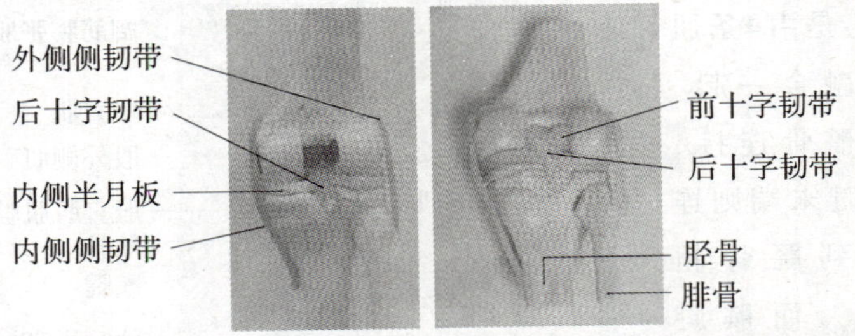

图 2–99 半月板的构造

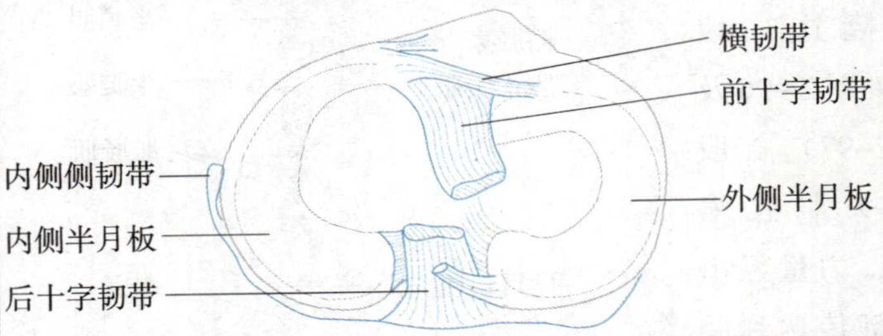

附着于关节的肌肉有股四头肌(quadriceps)、股二头肌(biceps femoris)、腘肌、髂胫肌、腓肠肌及半腱肌、股薄肌、缝匠肌(此三条肌肉在膝内下方形成鹅足状滑液囊)等,不仅能让我们的膝盖活动自如,且可有效地支撑上半身(图2–100、图2–101)。

注 股二头肌及半腱肌均为上面章节所称的"大腿后肌"。

股四头肌位于大腿前方，是由4条肌肉融合一起，和髌骨连接，肌腱末端则连接到胫骨粗隆，而髌腱(patellar tendon)主要是指髌骨下方胫骨粗隆这一段(如图2-96及图2-97)。当股四头肌收缩时，力量经由髌腱传达到胫骨，可将小腿拉起，产生膝盖伸直的动作。除此之外，膝盖附近还有许多滑液囊(图2-101)，其目的是为了避免皮肤、骨头或肌肉、肌腱之间的彼此摩擦。

图 2-100 腿部的肌肉

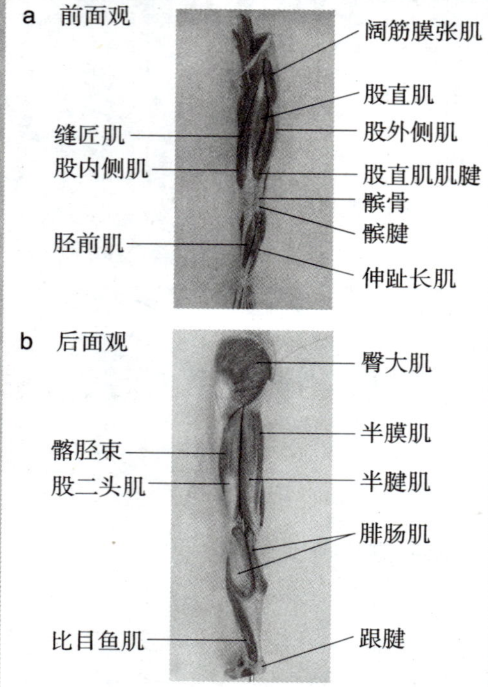

膝关节刚好位于下肢的中心，关节活动度甚大，除了前后的伸直、屈曲之外，还包含旋转及滑动，再加上关节周围有许多肌肉、肌腱附着及复杂的韧带结构，因此，受伤时不仅是单纯的扭伤、挫伤，往往因受伤的机转、方向及受力大小的差异，而有不同程度的组织伤害。

图 2-101 膝盖滑液囊的分布

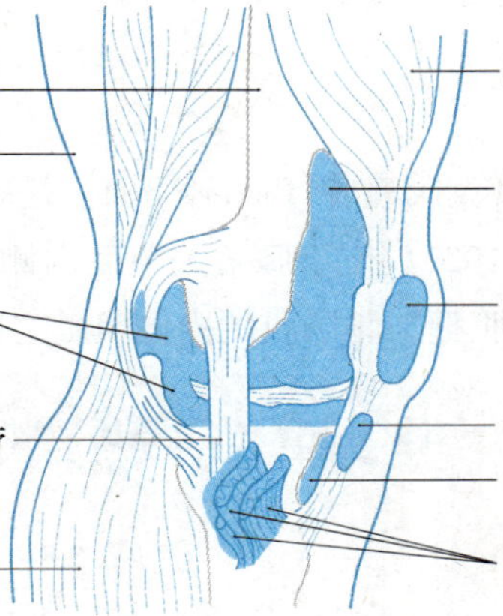

小腿

小腿是由内侧较粗的胫骨及外侧较细的腓骨所组成（图2–95、图2–97）。骨头的四周则被丰厚的肌肉包围着：

- 小腿前外侧的肌肉群：包括胫前肌、腓长肌、伸趾肌等，主要是使足踝背屈（即上抬）、外翻及脚趾上抬（依顺序），使我们在行走时，脚尖不会垂下而踢到地面。
- 小腿后侧的浅层肌肉群：包括腓肠肌、比目鱼肌等，往下形成跟腱（此跟腱即阿基里斯肌腱，因希腊神话得名）连接足部，可使脚往下踩，做出踮脚尖踩地的动作。
- 小腿后侧深层的肌肉群：包括屈趾肌、胫后肌等，具有弯曲脚趾及使足踝内翻、跖屈（指脚板下压）的作用。

我们的脚能够平顺轻松的走路，都必须靠这些肌肉群相互协调运作才能达成。

膝腿酸痛的常见病症

滑液囊炎

腘窝囊肿

腘窝囊肿又名贝克氏囊肿(Baker's cyst),是膝关节最常见的良性肿瘤之一(图2-102)。位于膝盖关节后内侧,由腘窝滑膜所长出,通常位于半膜肌腱与腓肠肌的内侧肌腱之间。

可能病因 ▶有些人这个滑液囊与膝关节相通,当膝关节受伤或发炎时,就会产生过量的关节液,流入滑液囊里头形成囊肿。尤其关节炎患者或半月状软骨破裂、退化时,出现贝克氏囊肿的比率较大,但一般人也会产生。

图 2-102 贝克氏囊肿

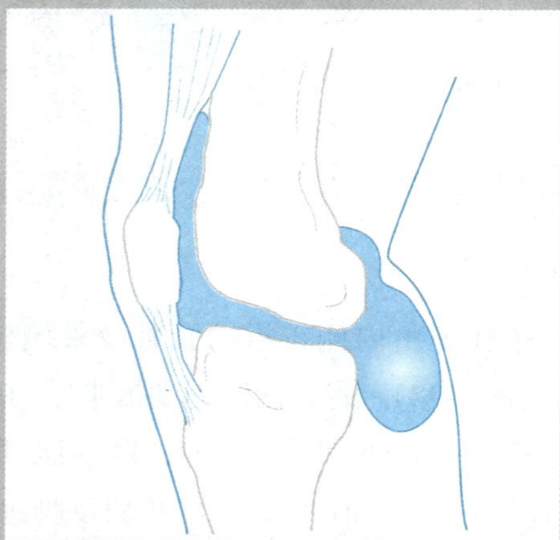

临床症状 ▶最主要是膝盖关节后面的肿胀与紧绷感,有时候膝部也会酸痛。囊肿的大小与症状会起起伏伏,膝盖动得多时会变大,休息又会变小。当囊肿破裂时会引起小腿的剧痛与肿胀,有时会误以为是静脉血栓炎。

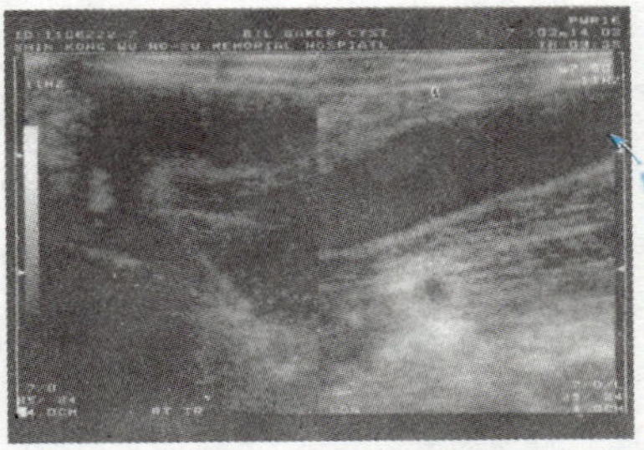

图 2–103　贝克氏囊肿的超声波影像

诊断检查 ▶ X光检查大多照不出病灶所在，超声波看得比较清楚(图2–103)。

治疗方式 ▶ 包括休息、口服消炎药、囊肿抽取并类固醇局部注射等，但都可能复发。若囊肿很大且造成膝腘处不舒服时，一劳永逸的办法就是手术切除。

髌骨前滑液囊炎(女仆膝)

可能病因 ▶ 这是髌骨前滑液囊发炎的症状，俗称“女仆膝”(图2–101、图2–104)。除了常以膝盖着地工作的人，如园丁、清洁工作人员之外，运动时因跌倒直接撞击到膝盖，或有痛风、类风湿性关节炎的人也会发生。

图 2–104 髌骨前滑液囊炎

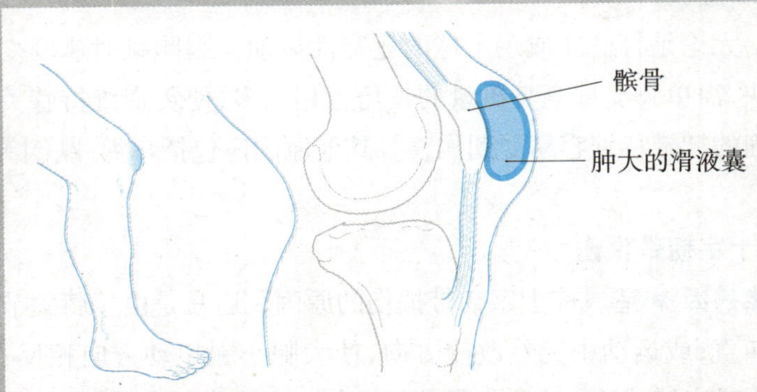

临床症状 ▶常跪着工作的人，有时会出现膝盖上方突然肿胀疼痛，摸起来又热又疼，按压或跪着时症状还会加重。

治疗方式 ▶主要是避免膝盖直接受到压迫，可使用膝盖护垫、消炎止痛药、冰敷及电刺激等。若肿胀厉害且上述方法无效时，可抽取滑液囊液体，并局部注射类固醇。

鹅足状滑液囊炎

在膝关节内侧下方约5厘米处有3条肌腱合成的滑液囊，因形状像鹅足，故称为鹅足状滑液囊。

可能病因 ▶当膝部过度运动，如爬山、跳舞、跌倒、运动伤害，常会导致此滑液囊发炎。

临床症状 ▶上下楼梯、爬坡，甚至走路都会疼痛。

治疗方式 ▶包括休息、口服药物、冰敷、超声波、低能量激光等。但个人觉得最有效的是局部类固醇注射，往往一针见效。

韧带受伤

无论是打篮球或踢足球的竞赛性运动，因跑跳时速度变化很快，需单脚支撑全身重量的技巧也相当多，使负责维持膝关节稳固的韧带特别容易受到伤害。其他原因还包括车祸、跌倒等。

前十字韧带损伤

可能病因 ▶造成前十字韧带损伤的原因，通常是由于膝关节过度伸直；或运动中突然改变方向，使大腿小腿扭动方向相反；或快跑时突然减速。这些力量若超过前十字韧带的负荷时，就会造成程度不同的损伤（图2–105）。

临床症状 ▶前十字韧带断裂会使胫骨相对于股骨过度向前移动，尤其在转弯时更明显，膝盖常有不稳定或突然无力的感觉。患者站立时大致还好，但若稍微走得不对，便会感觉站不稳、快要跪下去一般。严重的前十字韧带完全断裂时，患者还会觉得膝盖有撕裂感，接着膝关节迅速肿胀起来，使患者无法继续运动。若做关节穿刺，则会发现关节腔内积血，通常淤血抽出后，疼痛即会明显减轻。

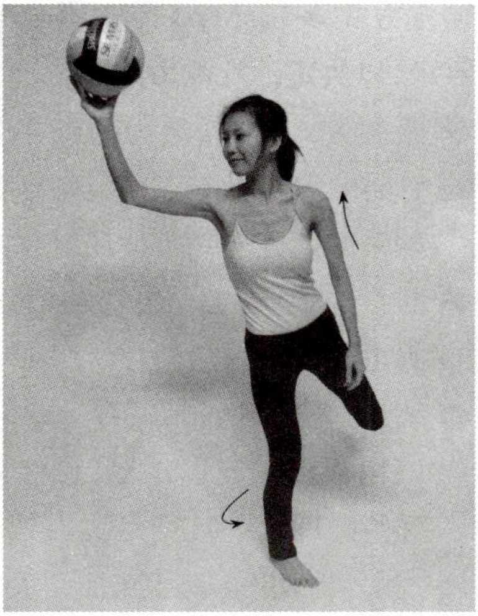

图 2–105　前十字韧带受伤机转

诊断检查 ▶可凭借理学检查、关节镜及磁振造影检查（图2–106）来诊断。在诊断时必须注意，前十字韧带损伤常合并其他韧带及半月板受伤。

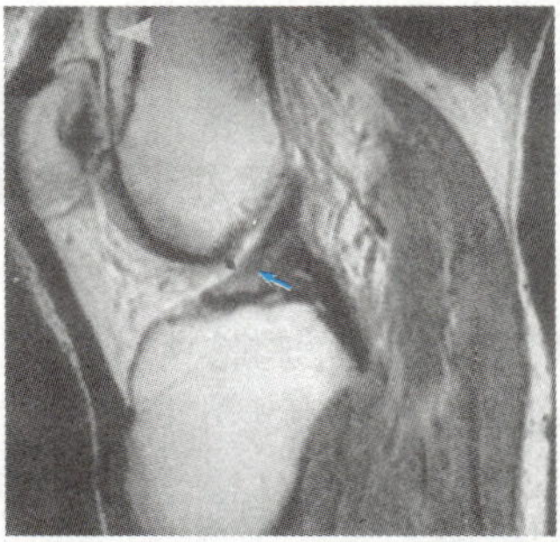

图 2–106　前十字韧带断裂的磁振造影检查（箭头所指处即为韧带断裂处）

治疗方式 ▶前十字韧带损伤必须考虑断裂的方式、程度、病患的需求，以决定治疗的方式。

- 断裂方式：如断裂为韧带在骨头连接处的撕裂，治疗上以骨钉将骨裂处固定即可；如是韧带本身的纤维完全断裂，则必须采取他处的韧带或肌腱作韧带重建。
- 断裂的程度：完全断裂一般需做韧带重建，轻微的部分断裂，则可用保守疗法治疗。
- 病患的需求：如病患有运动习惯，宜采用较积极的韧带重建，以期早日重回运动场；如病患很少运动且年纪较大者，采保守治疗即可。

虽然开刀与否、手术时机及不同韧带的选择仍有争议，然而对活动性强的年轻病人，一般以手术重建为主，但术后须配合复健运动，以改善肌力及关节活动度。

后十字韧带损伤

可能病因 ▶后十字韧带损伤的发生率较前十字韧带低很多，但力量若是来自胫骨前端向后的冲撞，就可能发生后十字韧带断裂，例如发生车祸时，行人的小腿前方被车子的保险杆撞击(图2–107)。

图 2–107 后十字韧带损伤

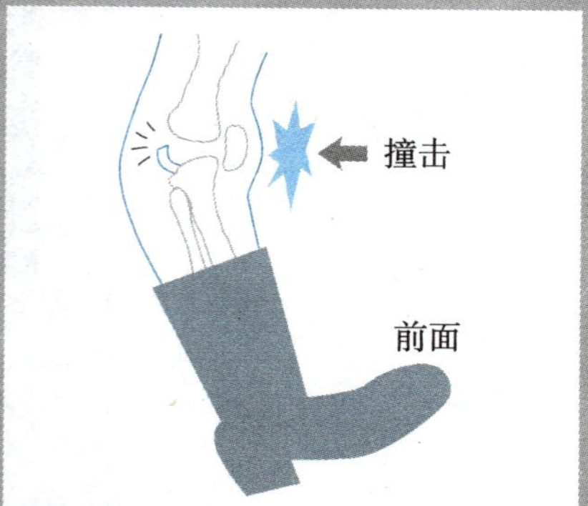

临床症状 ▶急性期主要的症状为疼痛，较少发生膝关节血肿，但膝关节“后稳定检查”（即膝屈曲时，将小腿往后推），则可发现胫骨过度向后移动。

治疗方式 ▶原则上如有持续的膝关节疼痛，且胫骨向后位移达1厘米以上，或合并其他韧带及半月板损伤时，一般建议手术重建为宜。

内外侧韧带群损伤

可能病因 ▶内侧侧韧带常因膝关节受到外翻的压力而损伤，有时候受到强大外转力量也会造成。一般在比较严重的膝盖受伤时，常会见到前十字韧带损伤合并内侧侧韧带及内侧半月板受伤一起出现。至于外侧侧韧带的损伤则较不常发生，受伤的原因多是膝盖受到太大的内翻力量所造成。

临床症状 ▶当内侧侧韧带受伤时，病人的膝关节内侧会有疼痛及不稳定感；而外侧侧韧带损伤的主要症状，则是膝关节外侧有疼痛及压痛感。

治疗方式 ▶初步处理时，可使用冰敷、抬高患肢、休息及弹绷压迫，或使用止痛药、电刺激，以缓解急性期的疼痛。单纯的内外侧韧带群损伤，通常以保守治疗即可，但如合并前后十字韧带或半月板损伤，则需要手术治疗。

半月板（软骨）破损

可能病因 ▶半月板受伤或破裂主要是由于膝关节的扭转再加上重力作用，超过所能承受的力量而造成。其中内侧半月板破裂的比率较外侧为高。除了外伤之外，退化、磨损也是常见的原因。

临床症状 ▶典型的症状为病患膝关节会有“卡住”感，也就是膝关节在屈曲或伸直时，因破裂的半月板卡住，使得关节无法持续的滑动。

诊断检查 ▶除了患者症状及临床检查之外，磁振造影或关节镜检查也会有很大的帮助。

治疗方式 ▶目前大多以关节镜手术施行之。但因半月板破裂的位置及大小各不相同，治疗方式也有一些差异。

- 破裂处若位于内缘血液供应不足区时：因半月板的血液供应仅有外缘的30%，故即使修补也不易愈合。
- 若破裂不大，且在血液供应不足区域时：建议施行部分半月板切除。
- 在血液供应区内有大块半月板破裂时：应考虑手术修补。

半月板手术后仍须适当的复健治疗（包括肌力训练、牵张运动等），才能早日复原。

肌腱炎

跑步者膝（runner's knee）

爱好慢跑的人，常会出现“髂胫束（大腿外侧的肌腱）摩擦症候群”（liotibial band friction syndrome），即所谓的“跑步者膝”。髂胫束包括臀大肌与阔筋膜张肌（tensor fascia lata）的肌腱，位于大腿的外侧，向下延伸附着于胫骨外上方（图2-57，请见P.106）。

可能病因 ▶当膝盖做屈曲与伸直时，髂胫束会在股骨外髁做前后的滑动（图2-108）。这个重复动作在跑步时更加明显，很容易刺激到肌腱，并引起发炎。因此，长期不当的跑步训练，例如在不规则的平面上跑步、跑下坡路段，或者没有以渐进方式增加距离及强度，都可能造成伤害。

治疗方式 ▶包括休息、冰敷、超声波治疗、横向深层按摩、牵张运动、肌力训练，或给予消炎药及步态矫正等。此外，运动前应充分热身，尤其是股四头肌的伸展特别重要。若是在运动后产生明显的疼痛，则应避免过度跑跳及过强的肌力训练。换一双弹性佳、吸震力较好的鞋子，及选择适当的运动场地，也有助于症状的改善。

图 2-108 髂胫束摩擦症候群

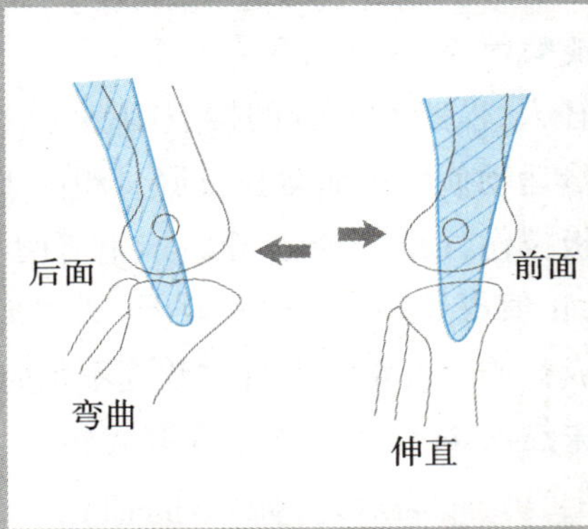

跳跃者膝(Jumper's knee)

可能病因 ▶跳跃者膝的形成，是因过多的跑跳动作，使得股四头肌反复收缩，造成髌骨肌腱压力过大而发炎。此症常发生在打篮球、排球或跳高的运动员身上。

临床症状 ▶初期症状是运动之后产生疼痛，其部位集中在髌骨下端，或在髌骨肌腱及胫骨粗隆上。严重时疼痛会持续到运动后，就连一些日常活动(上下楼梯或久坐)都会引发疼痛，使运动员的运动能力大减。

治疗方式 ▶初期可用冰敷、限制活动或使用消炎药，待肿胀消失后，则可改用热敷、超声波及电刺激等物理治疗来减轻疼痛。其他还包括大腿前后肌肉的牵张运动及肌力训练。

生长板受伤

欧氏症(Osgood-Schlatter Disease)

可能病因 ▶这种病变易发于十几岁的小男生,原因是发育中的年轻人,髌腱和胫骨的接点(胫骨隆突)正好位在生长板上,当大量运动使髌内肌腱拉扯胫骨粗隆上的生长板时,就会引起生长板拉伤,最后导致钙化并产生所谓的骨凸炎(apophysitis)。此外,正值成长期的年轻运动员,骨骼成长的速度很快,若肌肉肌腱成长的速度跟不上且柔软度不足时,便会增加肌腱的压力。

临床症状 ▶病患会抱怨在胫骨粗隆上有一个痛点,一碰就痛,而且在胫骨粗隆处会有凸起的情形(图2-109)。肢体活动时会引发疼痛,休息时则会改善。

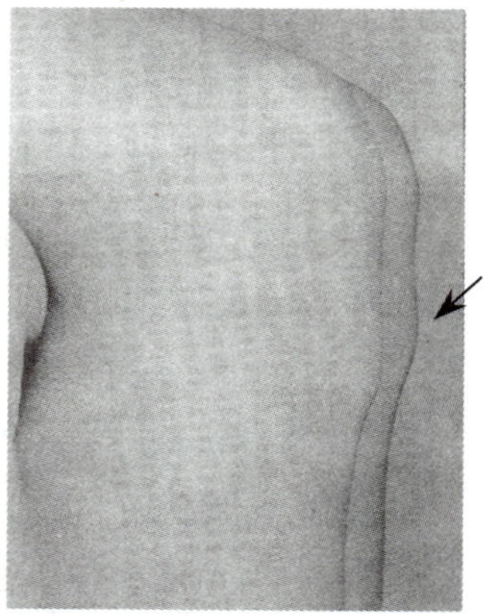

图 2-109 欧氏症,可见膝盖正下方骨头突出

诊断休查 ▶X光检查可发现胫骨粗隆处的骨头有些微拉开,或是有碎骨产生。

治疗方式 ▶以保守疗法为主,包括冰敷、减少活动量、使用护膝及口服消炎止痛剂。如果症状持续,且有严重疼痛时,可考虑使用固定的护具将膝盖固定一两个礼拜。此症一般不建议局部类固醇注射。此外,选择可吸震的鞋子,并建议训练大腿肌力及拉筋运动,以避免病情复发。若上述方法均无效,且骨头停止生长后仍有持续疼痛时,则可能是残存骨头的问题,应考虑手术切除。

关节病变

髌骨软化症

髌骨软化症属于“髌、股关节疼痛症候群”中的一类。髌骨软化症（chondromalacia patellae）就字面上的意思，是指我们的膝盖下的软骨，发生了软化、磨损的问题。正常的膝盖弯曲时，膝盖骨会很平顺地向上滑动，可是一旦软化受损，关节表面会变得不规则，关节的滑动也会受到影响，并造成疼痛。不过，有些人的髌股关节疼痛，是由于足踝结构异常（如足旋前，pronated foot）所致，因此，应请教复健或足病专家。

可能病因 ▶可能引发的病因，包括长时间蹲、跪、坐；膝盖曾经受伤；下肢结构上的问题（如膝外翻或髌骨过高）及膝关节退化等。

临床症状 ▶有人把此病叫做“电影膝”或“剧场膝”，因为患者坐一两个小时看完一场电影后，膝盖就会很不舒服。大体来说，初期为膝部不适，慢慢演变成膝盖前方的疼痛，尤其在上下楼梯或剧烈活动后，症状还会加重。膝关节在屈伸时，髌股关节之间往往会有摩擦声。

诊断检查 ▶由弯膝到伸直的过程中，若给髌骨直接施压时，会产生疼痛。X光片可能正常，亦可能看到髌股关节隙变窄或膝盖骨外偏或外移。

治疗方式 ▶以保守治疗法为主，除了限制蹲、跪、上下楼梯等活动之外，可能会造成髌股关节直接冲撞的运动也应尽量避免，例如在久坐后站起来时，须以手臂支撑以减少膝盖的负担。若膝盖先天结构上排列不良时，可用贴扎和护膝保护膝盖骨，以减少磨损的机会，急性疼痛时，可使用冰敷及口服消炎止痛药治疗。

其他如短波、超声波及干扰波等物理治疗亦可使用。另外，由于问题成因主要是膝盖肌肉的不平衡，所以预防的原则以拉筋和强化肌力为主，尤其是内侧的股四头肌（大腿前面）和股二头肌（大腿后面）。

酸痛TIPS 好发髌骨软化症的族群

髌骨软化症的发作，在年龄上有青少年及中老年两个高峰期。

- 青少年（特别是女孩）的髌骨软化问题，多是因为过大又不平衡的拉力和压力，对膝盖骨所造成的伤害。这是因为青春期骨骼发展快速，肌肉的发展往往跟不上脚步，因而造成膝盖内外的压力和拉力不均衡，特别是大腿前面的股四头肌外侧肌群常比内侧肌群要强壮，容易把膝盖骨往外拉，造成软骨的磨损。
- 中老年人则和关节退化有关。
- 女孩子的骨盆比较宽，大腿和小腿骨所夹的角度（称为Q角度）比较大（图2–110），容易对膝盖骨形成过大的压力，把它往外挤压出去。

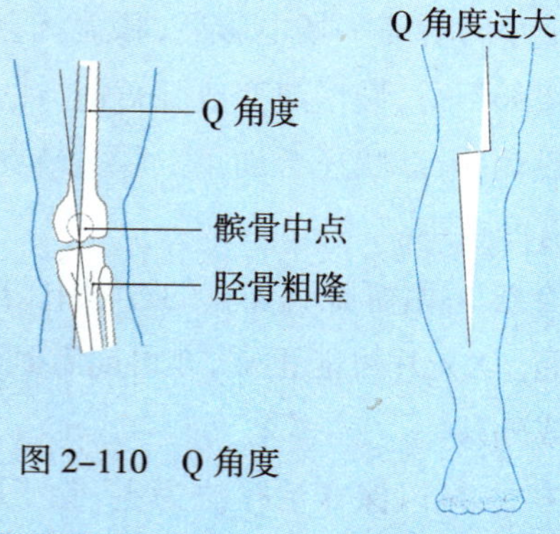

图 2–110　Q角度

骨性关节炎（或称退化性关节炎）

由于种种原因所造成的关节软骨破坏、关节旁骨头增生，且引起部分关节滑膜发炎及关节囊增厚，即是退化性关节炎或骨性关节炎（图2-111）；其中骨头常增生成尖刺状，俗称为“骨刺”。

可能病因 ▶造成关节退化的原因，包括年纪大、女性、肥胖、过去有骨折、膝部韧带或半月板受伤、痛风、类风湿性关节炎的病史、长短脚、运动或职业伤害（如需要久跪或搬重物者）等。尤其“老化”是发生骨性关节炎的一个重要原因，因为当一个人年龄增长后，软骨内的水分及关节液中的玻尿酸含量均会变少，使软骨的成分也发生改变。

图 2-111 骨性关节炎

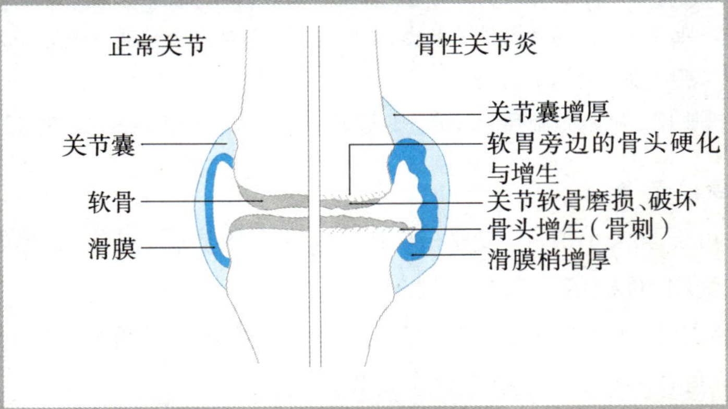

临床症状 ▶主要是疼痛，病人常在跪、蹲、上下楼梯、爬山及久坐后站立时产生疼痛，或是膝盖会出现灼热、肿胀现象，而且不仅关节活动时有声音，关节本身也会变得僵硬、不灵活，长久之后，甚至引起关节的变形（通常是O形腿）。

酸痛TIPS 骨性关节炎的种类

骨性关节炎通常可分为原发性与次发性两大类。

- 原发性关节炎：是指没有明显病因的关节炎，常见的部位为膝关节、腰骶椎、颈椎、第一足趾关节、手指远端及近端指间关节及大拇指基底关节等。
- 次发性关节炎：乃指有明显原因的关节炎，如膝前十字韧带断裂造成早发性的膝盖骨性关节炎，类风湿性关节炎患者长期的髋关节炎后演变成骨性关节炎。

诊断检查 ▶

- 可发现关节肿胀、变形、关节接缝处有压痛感、关节活动角度受限，且稳定度变差及肌肉萎缩。
- X光不但可以确定诊断，且可了解关节磨损的程度。必要时亦可进一步安排磁振造影或关节镜检查。

治疗方式 ▶

- 急性期需休息并服用止痛剂。当关节有大量积水时（如“实例3”），应抽取关节液，必要时可施行局部类固醇注射。近年来，新一代的非类固醇抗发炎药物只抑制发炎反应，比较不会刺激肠胃道。此外，口服葡萄糖氨（glucosamine）亦有人认为可刺激软骨细胞再生，并有抗发炎的功能，但亦有人将它归列为健康食品。当药物或其他保守疗法无效时，则可考虑玻尿酸（hyaluronic acid）关节注射。玻尿酸注射的效果约70%，疗效平均可持续半年之久。
- 较严重的病人则要考虑手术治疗。疾病初、中期可使用关节镜手术或以截骨术矫正关节变形；若膝关节已严重磨损、变形，且影响日常活动时（如走路），则需考虑人工膝关节置换手术。根据学者的研究，人工膝关节置换术10年的成功率约85%~90%。

- 复健治疗包括热敷、冷疗（关节肿胀时）及深部热疗（如短波、超声波）、电刺激、水疗（包括温泉）等。当关节肿胀时，亦可使用弹绷或护膝压迫患处。对于轻至中度的关节炎患者，也可使用特殊的副木或鞋垫，以减轻膝关节内侧面的压力。此外，减轻体重或利用拐杖，亦可减少膝关节的负担。
- 运动治疗可以维持关节活动度及强化肌力，并维持关节稳定度。不过，下肢承受体重的运动（如爬山、爬楼梯），反而容易导致关节磨损或发炎；所以，非负重的运动（如游泳及骑脚踏车）则是平日运动的最佳选择。对于症状不很严重的患者，亦可用平地健行、低冲撞的有氧运动或改良式的太极拳（不要蹲太低）作为运动的选择。此外，也应避免长时间让膝关节固定在同一姿势（如久坐），同时避免增加膝关节压力的动作，如跪、盘坐、蹲等动作。

酸痛TIPS 玻尿酸治疗关节炎的功效

玻尿酸是一种人工合成的透明胶状液体，与人类关节液成分类似，可直接打到膝关节腔内，就像为引擎注入机油一样，可以增加关节液的弹性和黏稠度，并有润滑的效果。

许多研究显示，玻尿酸注射可明显改善关节疼痛的现象。大致来说，玻尿酸注射的成效约为70%，且其疗效平均可维持半年之久，对于轻度至中度的患者更是显著，但是有人还是质疑玻尿酸注射会有“安慰剂”的效应，亦有人质疑其长期疗效。

酸痛TIPS 退化膝盖及足部的保养

膝盖退化的主要症状是膝盖疼痛、僵硬，患者上下楼梯，甚至走平路都会有问题。

- 治疗首先要避免蹲、跪、久坐、久站及上下楼梯，尽量把家务工作简化，分段完成。
- 不要坐太软或太低的椅子，起身时可用手撑着大腿及扶手慢慢站起来，以减少膝盖的负担。
- 除了注意体重的控制，配合摄取钙质和胶质含量较丰富的食物之外，最好能做适量的大腿肌力强化运动，特别是不需负重的脚踏车、游泳等活动；为了增加关节活动度及肌肉柔软度，拉筋运动也很重要。
- 有足底筋膜炎或脚部关节炎的妇女，更要避免久站、慢跑或走太久，最好选择一双软硬适中、支撑性好的鞋子来穿。
- 若感觉脚部酸痛疲劳，可以泡泡热水、做做按摩。切忌盲目地在凹凸不平的步道上走路，以免加重病情。

小腿前侧疼痛

会引起小腿前侧疼痛的原因，包括肌膜疼痛、肌腱炎、肌肉拉伤、骨膜炎及疲劳性骨折等，常与运动伤害有关。以下谨介绍常见的“胫痛”。

胫痛(shin splint)

胫痛是指在胫骨(小腿)远端内侧或外侧出现弥漫性疼痛，一般是由胫骨前肌拉伤、胫骨后肌拉伤或胫骨骨膜发炎所导致。

可能病因 ▶形成胫前疼痛的原因，可能与下列因素有关，包括踝关节的柔软度与肌力不佳、跑步时踝关节的过度旋前、脚跟腱过紧、胫前与胫后肌力不平衡、改变原有的运动形式(例如新跑鞋、新场地、跑步地面太硬、运动量急剧增加、强度提高等)、在运动场内一直以相同的方向跑步(会使外侧脚过度旋前)、跑鞋用久而降低避震效果、新陈代谢机能减退、女性跑者的骨质疏松症以及钙质摄取量不足等。

临床症状 ▶主要是小腿前方的疼痛,休息时情况会改善,运动则会使症状加剧;如果疼痛的部位极为固定,有明显的压痛感,且跑步时也会有刺激感,还可能是胫骨疲劳性骨折的症状。

诊断检查 ▶通常X光或同位素摄影才能够排除疲劳性骨折的可能性。

治疗方式 ▶最基本的治疗是休息与减少运动量。此外,亦可冰敷、牵张小腿肌肉、贴扎及服用非类固醇消炎药物。其他建议尚可包括穿着较吸震的运动鞋,或使用适当的鞋垫,以减少运动时对小腿的冲击力。

膝腘及小腿后方的疼痛

引起膝腘(即膝盖后方)酸痛的原因,包括腓肠肌(小腿后面的肌肉)肌膜疼痛、腘肌肌腱炎及贝克氏囊肿(Baker′s cyst)等;而小腿后方酸痛的原因,则以腓肠肌拉伤及肌膜疼痛最常见。以下将介绍较具代表性的腓肠肌拉伤或裂伤。

腓肠肌拉伤或裂伤

可能病因 ▶常与运动伤害有关。运动中将脚板上抬,或当膝盖伸直时脚板突然上抬,往往都会造成小腿后方腓肠肌的拉伤,甚至造成肌肉断裂。裂伤的部位,以内侧腓肠肌上方最常见,且以中老年人居多,可能与肌肉老化、弹性变差有关。

临床症状 ▶运动时突然觉得小腿内上方剧烈的疼痛,好像被人在小腿打了一枪。除了局部疼痛之外，小腿也会肿胀，甚至产生淤血，使患者不管是起身站立、行走及踮脚尖的动作，皆会诱发疼痛。如果跟腱较紧、反复受伤或有慢性发炎，突然做踮脚尖的动作、在斜坡上跑步或贸然增加活动强度时，还可能合并跟腱的断裂。断裂的部位，通常发生在肌腱附着点上方2~6厘米处。肌肉裂伤后，患者脚板会无力，无法下压，走路时还会特别把膝盖弯曲上提，以避免脚尖碰到地面。

诊断检查 ▶患者会觉得患侧小腿无法站立或踮脚尖，检查时除了有局部压痛、肿胀、淤血之外，当患者膝盖伸直且脚板上抬时，也会诱发疼痛。目前超声波检查可以清楚地检测肌肉是否有裂伤，亦可测知裂伤或血块的大小，以作为治疗上的参考。

治疗方式 ▶在急性期，可用局部冰敷、弹绷压迫患处及口服消炎止痛药，以消肿止痛。走路时宜暂时使用拐杖，以避免患处肌肉用力，亦可将足跟垫高0.5~1厘米，以减少腓肠肌的牵张，不过要避免使用过久，才不至于造成跟腱短缩。至于休息及保护时间的长短，须视裂伤严重度（或超声波显示裂伤大小）而定，一般需数日至数周不等。

慢性期则可配合超声波、水疗、按摩及渐进的牵张运动及肌力训练，来软化僵硬的伤后组织，以改善关节活动度。若是合并严重的跟腱断裂，则需以手术治疗。

酸痛TIPS 怀孕时的酸痛

准妈妈们的体重在10个月内增加了1/4，除了会造成全身承重关节的负荷增加外，如果加上饮食失调，钙质摄取不足，就常常会有手脚浮肿、腰酸背痛及小腿抽筋的情形，严重者甚至会引起尿失禁、忧郁症及失眠。

其他疾病

若是异常的关节肿胀、夜间疼痛、发烧、体重减轻，则须排除肿瘤及感染等的可能性。此外，膝痛也可能是由于痛风、类风湿性关节炎或其他关节炎病变所导致。

1 髂胫束的牵张运动

功效：大腿外侧的拉筋运动。

膝腿酸痛的运动治疗

腿部牵张运动

1

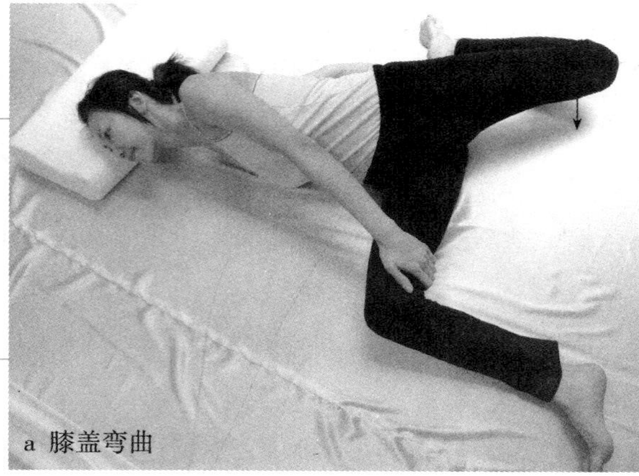

a 膝盖弯曲

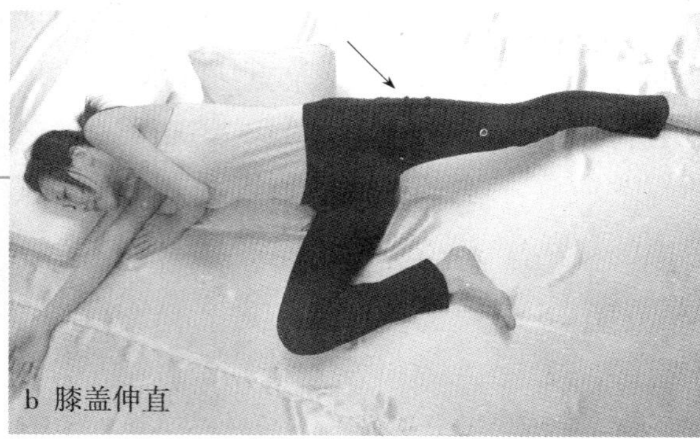

b 膝盖伸直

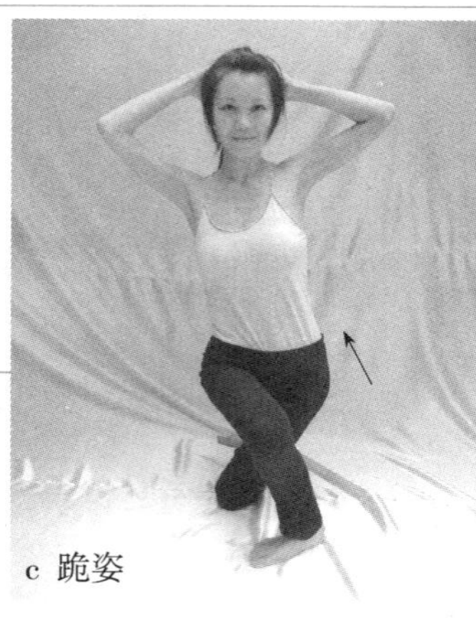

c 跪姿

动作：可分别以膝盖伸直、弯曲、跪姿来做。在髋关节往外往后的姿势下，大腿用力内收，维持10~30秒钟。

图 2-112 髂胫束的牵张

膝腿酸痛的运动治疗

腿部牵张运动

2 抱膝伸展运动

功效：牵张股四头肌（图片左侧），为膝盖前侧的拉筋运动。

2

动作：仰卧，双手抱膝，另一侧膝盖悬于床缘，小腿下垂，维持10~30秒钟。

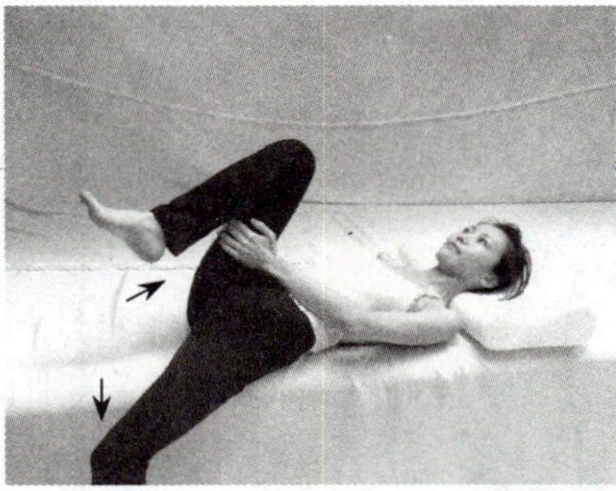

图 2–113 抱膝伸展

3 滑墙运动

功效：左侧腿后肌及右侧臀大肌的牵张运动。

3

动作：仰卧，左足伸直贴墙，右足贴墙屈膝而下，维持10~30秒钟。

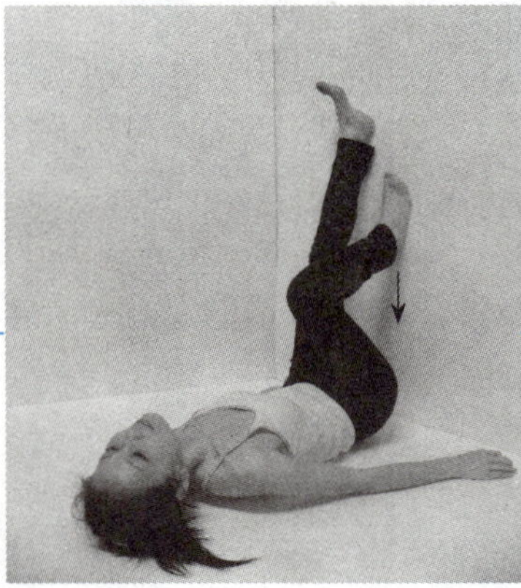

图 2–114 滑墙

4 腿后肌拉筋运动

功效：大、小腿后侧肌肉的拉筋运动。

4

动作：坐在床垫上，左膝及髋关节弯曲，右膝伸直，将毛巾套住右足足底，双手用力将右足往上拉，维持10~30秒钟。

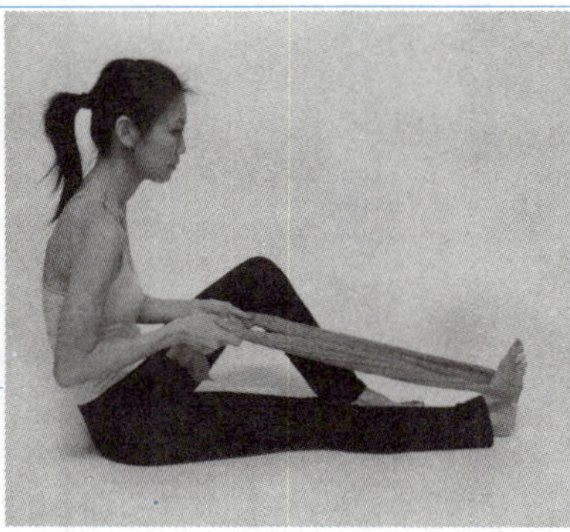

图 2–115 腿后肌拉筋

5 屈膝拉筋运动

功效：牵张大腿前方肌肉。

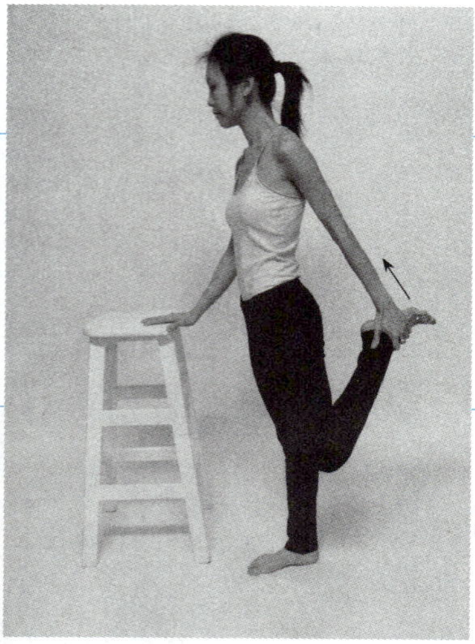

5

动作：站立或坐着，以弹性带或徒手绕过足踝往后拉，使膝盖弯曲，维持10~30秒钟。

图 2-116 屈膝拉筋

膝腿酸痛的运动治疗

腿部牵张运动

6 小腿部后侧拉筋运动

功效：伸展小腿后方肌肉。

注 后膝伸直时，伸展腓肠肌；后膝弯曲时，伸展比目鱼肌。

6

动作：采弓箭步站立，前膝弯曲，后膝伸直或稍弯曲，脚跟贴地，持续约10~30秒钟。

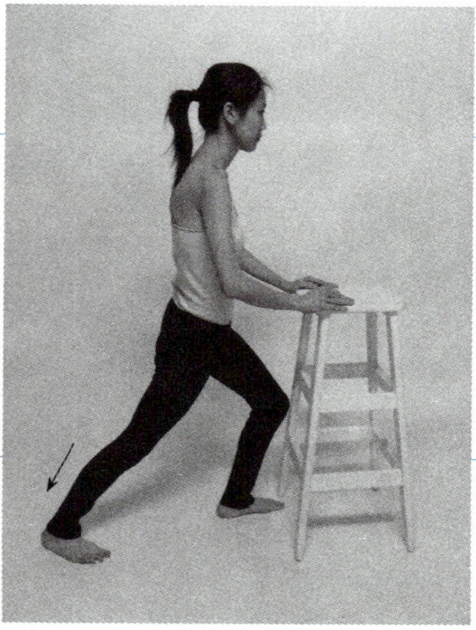

图 2-117
小腿部后侧拉筋

膝腿酸痛的运动治疗

肌力训练

1 小弧度抬腿运动

功效：强化股四头肌，可增加膝盖的稳定性。在加入重量训练时，建议以足底不悬空的方式先开始，受伤的几率低。

1

动作：平躺或坐姿，把一条毛巾卷起，放在膝盖下面，然后腿伸直抬起，停5~6秒，再放下。

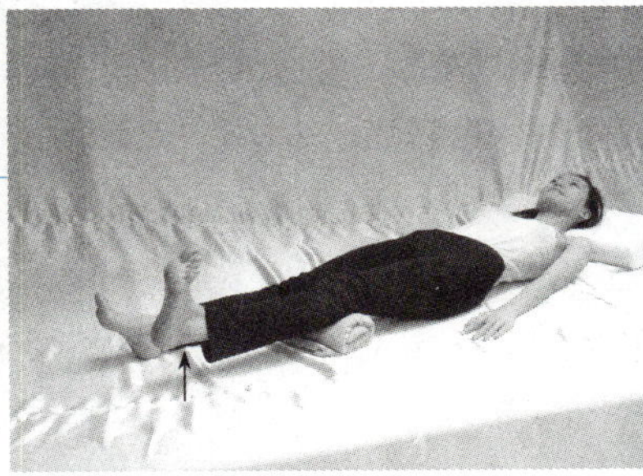

图 2–118　小弧度抬腿

2 直腿抬高运动

功效：同“小弧度抬腿运动”。

2

动作：坐姿，膝盖伸直并抬高大腿，也可在足踝加沙袋，停5~6秒，再放下。

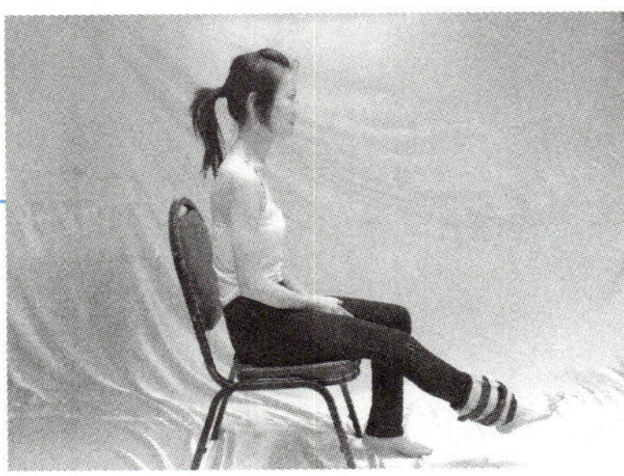

图 2–119
直腿抬高

3 膝盖伸直运动

功效：同“小弧度抬腿运动”。

3

动作：足底悬空，脚推重物或踩踏板，逐渐将膝盖伸直。

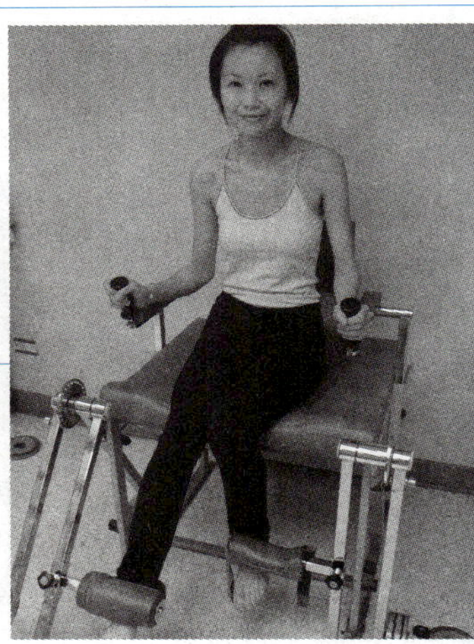

图 2–120　膝盖伸直

4 半蹲运动

功效：大腿肌力训练。

5 屈膝运动

功效：腿后肌的肌力训练。

膝腿酸痛的运动治疗

肌力训练

6 膝盖摇摆动

功效：右大腿的肌力训练及左髋关节屈肌的牵张运动。

4

动作：由站立慢慢蹲下，再站起来。

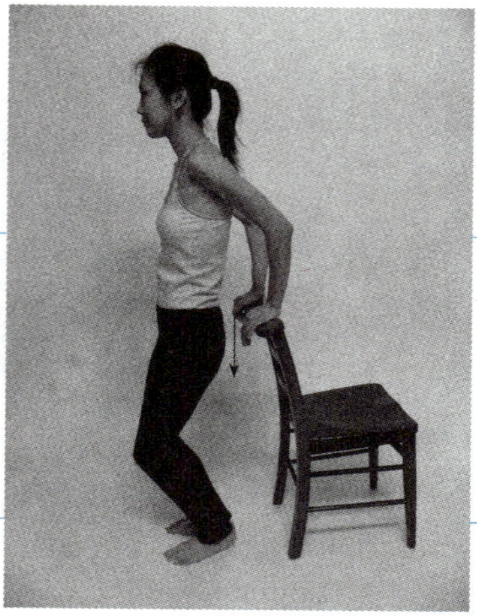

图 2-121　半蹲

5

动作：足踝加沙袋，将膝盖弯曲抬高，停5~6秒，再放下。

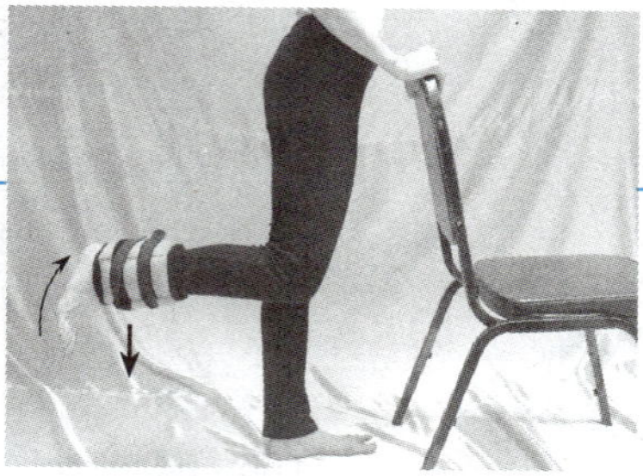

图 2-122　屈膝

6

动作：脚踏矮凳，使膝盖弯曲，前后摆动，维持5~6秒钟。

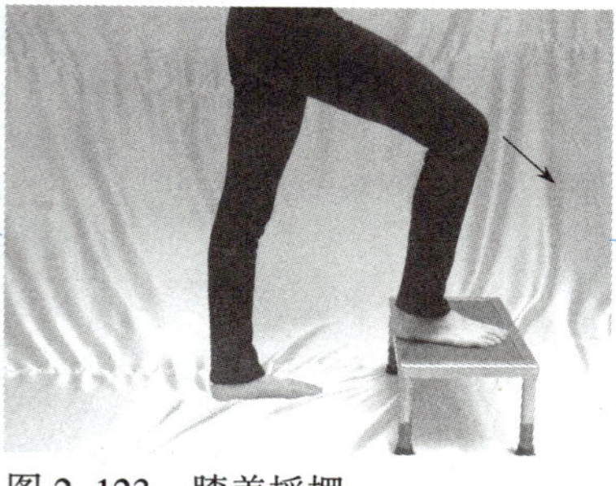

图 2-123　膝盖摇摆

膝腿酸痛的运动治疗

肌力训练

7 侧跳跨运动

功效：膝盖肌力及平衡的训练。

7

动作：髋关节与膝盖微弯，侧向双腿跳（或跨）上矮凳，再跳下来。

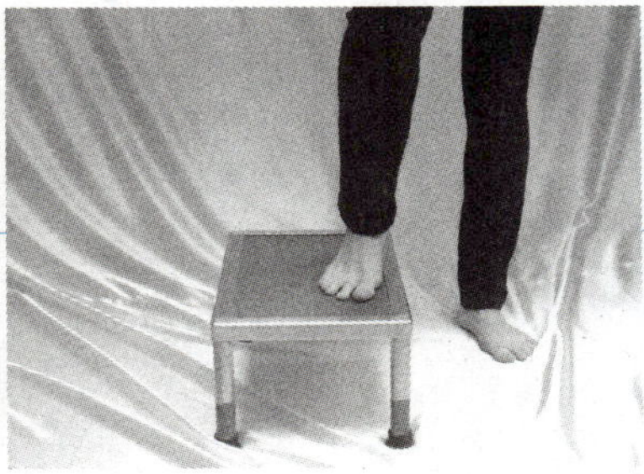

图 2-124　侧跳跨

8 平衡运动

功效：平衡与本体感觉的训练，不仅可增加肌肉的协调性，也可避免再度受伤。

8

动作：以足部控球，或踩在会摆荡的板子上，练习平衡。

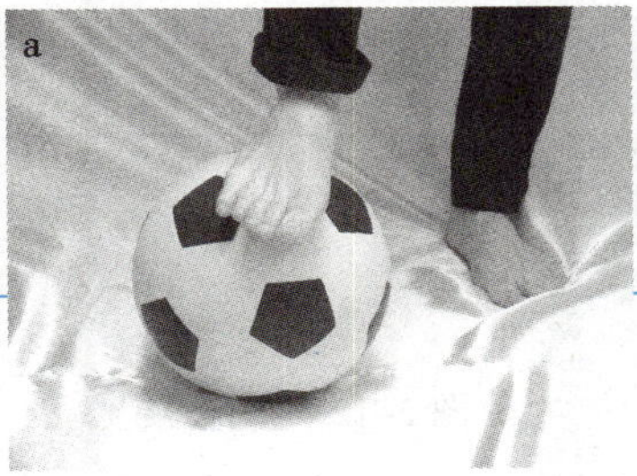

图 2-125　平衡

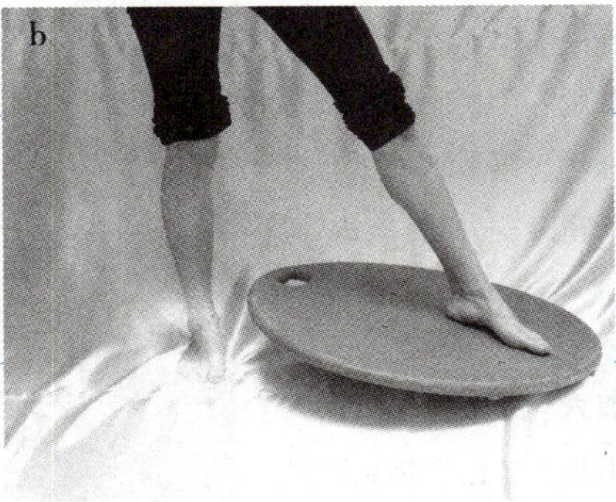

1 阳陵泉

功效:治疗膝痛或其他部位的疼痛。

2 阴陵泉

功效:治疗膝痛。

膝腿酸痛的

常用治疗穴道

3 足三里

功效:治疗膝痛及肠胃疾病。

4 血海

功效:治疗膝痛。

包括阳陵泉、阴陵泉、血海、足三里等穴道,由于位于膝盖的周围,而不是直接在关节上,所以即使是急性期的阶段,也可轻轻按压。

1

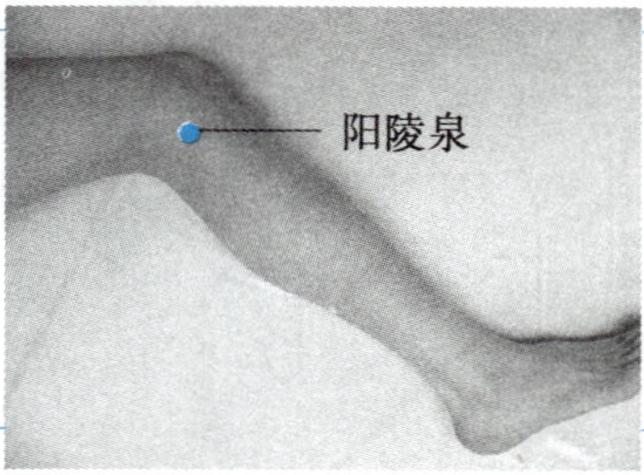

取穴:屈膝垂足,膝盖外侧腓骨小头前下方凹陷处。

图 2-126 阳陵泉

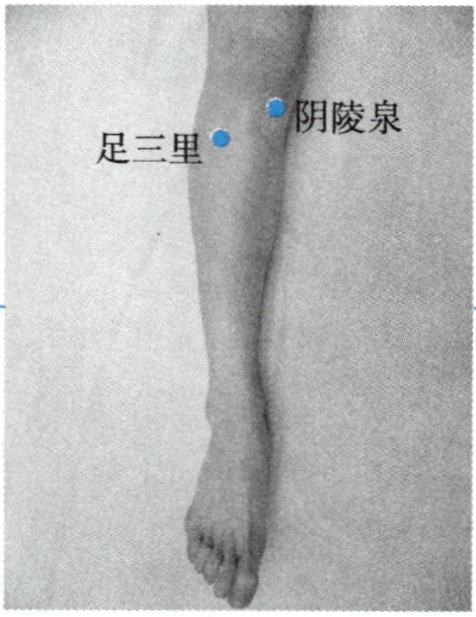

2

取穴:屈膝垂足,膝盖内侧胫骨内髁下缘凹陷处。

图 2-127 阴陵泉

3

取穴:屈膝垂足,膝盖前外侧, 外膝眼下3寸,胫骨粗隆往外约1横指处。

4

取穴:屈膝垂足,股骨内上髁上2寸,肌肉突起处。

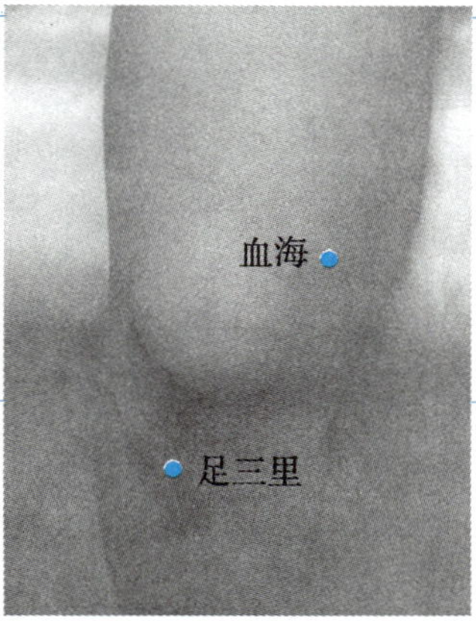

图 2-128 足三里、血海

预防膝腿酸痛的保健方法

预防胜于治疗

- 预防运动伤害：运动伤害常造成膝盖韧带、肌肉、半月软骨受伤，所以运动前要注意足够的暖身，选择合格的场地及装备，因为在不良的场地运动很容易受伤（如在不平的地面慢跑）。此外，使用适当的护具（如溜冰时要穿护膝），也可预防受伤；还有，选择合适的鞋子及良好的技巧，也能减少运动伤害的发生。
- 肌力训练：股四头肌及膝后侧肌肉的肌力训练可减少膝盖的负担，并可增加关节的稳定度，不论关节炎、韧带受伤、半月软骨受伤或髌骨软化症都适用。此外，也可利用骑自行车或游泳来训练肌力。
- 穿戴护具：合适的护具可以减轻疼痛及增加稳定度，韧带受伤的人在运动时，建议穿护膝以减少二度伤害。

预防肌腱炎及生长板损伤的方法

青少年运动员，由于骨骼并未完全发育完成，而髌骨肌腱和胫骨的接点又正好在生长板上，因此，过多或过剧烈的运动，都很容易造成伤害，严重的话，还有可能会造成生长板的骨折。要预防肌腱炎及生长板损伤的方法有：

- 青少年运动员应养成熟身和收操（指运动后的缓和运动）的习惯，并且避免过多的激烈运动，如不小心受伤，应获得足够的休养，不宜带伤训练或参加比赛。
- 青少年选手应避免过度的训练或运动。
- 平时宜加强肌力训练，尤其是股四头肌的离心收缩训练（如图2-119）。

2-4

足踝的酸痛

足踝酸痛知多少?

踝关节的受伤十分常见,平常走路一不小心脚踩进坑洞里,或走在凹凸不平的路上,都容易发生踝关节扭伤的意外事件。而爱好运动的人更是经常会出现足部酸痛,例如过多跑跳运动时,可能会引起跟腱发炎;站立、行走或跑步时间太长、体重过重、有扁平足的运动者,若鞋子支撑性不好、弹性欠佳时,也容易发生足底筋膜炎。

根据医学统计，急诊室每天所处理的创伤个案中，大约有10%是足踝扭伤;而在运动创伤的个案当中,亦有约15%是由于足踝扭伤所引起,可见足踝扭伤是多么常见的创伤。其中85%的扭伤是发生在踝关节的外侧韧带，这主要是因为踝关节向内翻及跖屈(即脚板下压)的动作所造成。踝关节扭伤虽然常见,但绝对不可轻忽，因为还可能伤及各种不同的重要构造，例如骨折、肌肉、肌腱拉伤等;而且如果处理不当,踝关节日后还会愈来愈容易扭伤。

在灰姑娘的童话故事中，有人为了穿上美丽的玻璃鞋而不惜削足适履。其实,为爱美而忍痛穿鞋的故事,至今依旧时常上演喔！现在流行的鞋子愈变愈炫,鞋头又尖又翘,鞋跟不是太高就是太扁平,虽然跟风时髦,却完全忽略鞋子要承载重量的健康考量。长期穿错鞋,不仅会出现破皮、鸡眼、长茧、脚趾滑液囊发炎、指甲嵌入肉等足踝伤害,还会导致足底筋膜发炎、跟腱发炎、拇趾外翻变形,甚至因为生物力学的连锁反应,而产生膝痛、腰酸、肩硬、头痛等现象。

俗话说的好:“休息是为了走更长远的路!”所以,脚部的酸痛问题,除了要有适当的休息外,换双好鞋让受累的脚“休息”一下,也是很重要的喔!

足踝酸痛的临床实例

【实例1】

王同学是这校篮球队的球员，比赛中由高处跳下时，不慎踩到别人的脚而跌倒，右脚踝立即肿胀疼痛且无法行走。

临床检查：发现右踝外侧有明显的肿胀、淤血，且将脚踝用力往内、往下牵张时，会使疼痛变得更加厉害。

医师诊断

受伤后立刻休息、冰敷，使用弹绷压迫患处，垫高足部，并服用非类固醇抗炎药物及使用拐杖行走。3周后，足踝疼痛几乎完全消失，但是在运动之前，仍做了适当的功能复健，包括关节活动度的训练、肌力训练、本体感觉训练、走路、慢跑及快跑训练等，并穿着护踝进行运动。终于在6周后，足踝的功能完全恢复，也找回球场上的优异表现。

【实例2】

陈太太（50岁）有晨跑的习惯，最近1个月来，因为足跟疼痛而不得不中断半年来的晨间运动。不仅无法跑步，连早上一下床踩到地板时，脚跟就会有强烈的疼痛感。

临床检查：发现足底靠脚跟处有压痛点，且小腿后面的肌肉紧绷，足弓也塌陷变型。

医师诊断

诊断为“足底筋膜炎”后，请其换穿有足弓支撑的鞋子，并在鞋内加上减低压力的鞋垫，缩短站立行走的时间，也配合减轻体重。此外，每天做伸展小腿和足底筋膜的运动，且在睡前泡热水10分钟。两个月后，脚底的疼痛渐渐改善，不再影响日常生活。

足踝的构造与功能

足踝（图2–129）的存在使我们能以轻松平顺的步态来走路，即使在凹凸不平的路面上，也可以不改变上身的姿势而“凭感觉来走路”，不一定需低头看路。

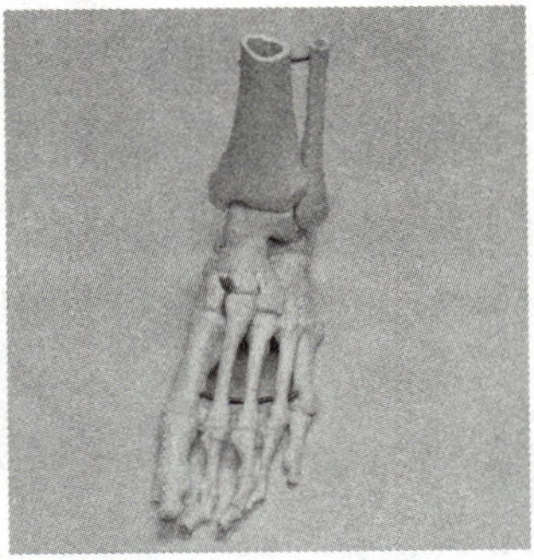

图 2–129　足踝

踝关节由胫骨、腓骨及距骨组成（图2–130），围绕着关节的结构有关节囊、韧带、肌肉及肌腱等。

图 2–130 足踝骨头构造图

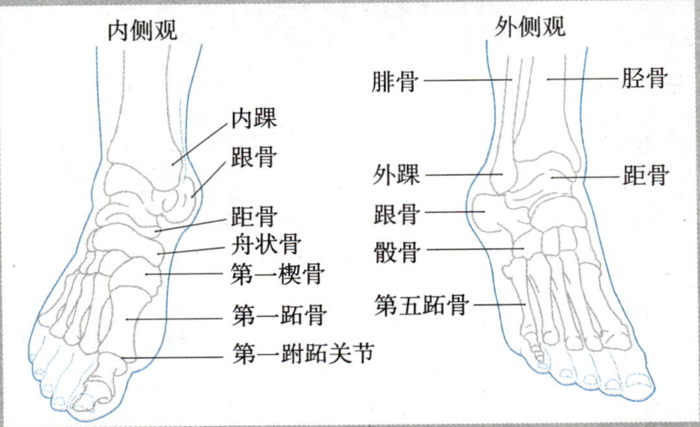

踝关节内侧有三角韧带，外侧有前距腓韧带、距跟韧带及后距腓韧带、腓骨及胫骨还有胫腓韧带（图2–131、图2–133）。踝关节的稳定主要是靠着“⊓”字型的骨骼构造及内外侧的韧带共同维持。韧带的功能是将骨头与骨头连接起来，借以维持关节的稳定。

图 2-131 足踝韧带内侧观

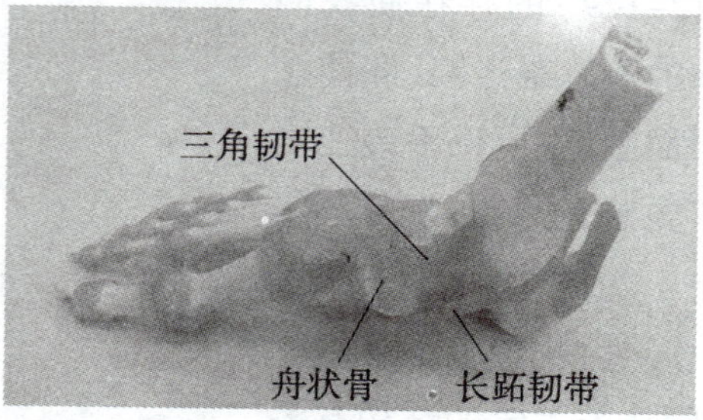

图 2-132 足踝韧带外侧观

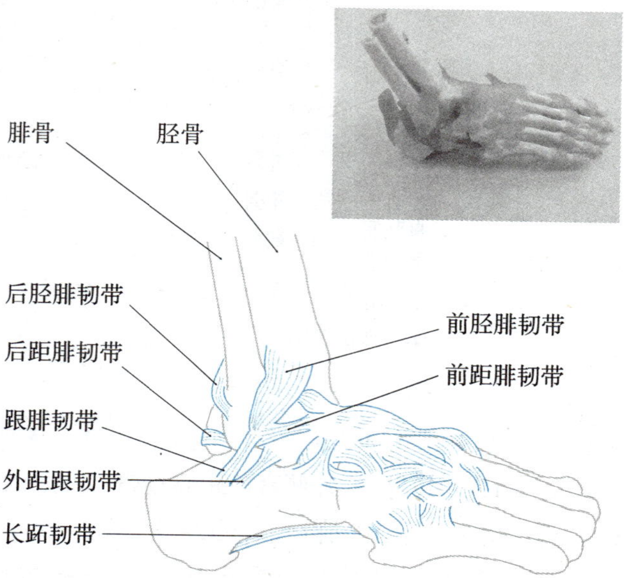

图 2-133 足踝韧带后侧观

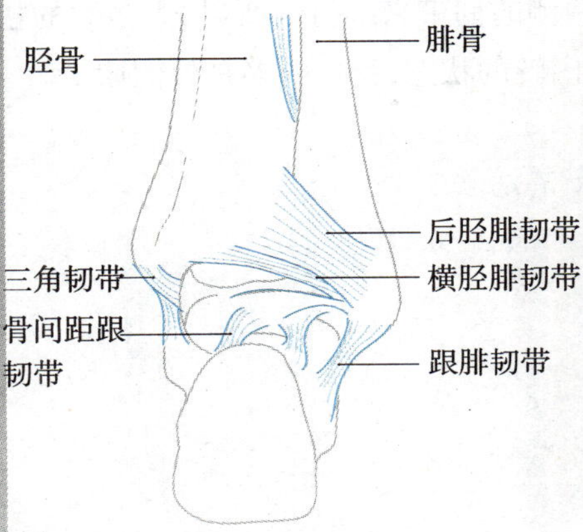

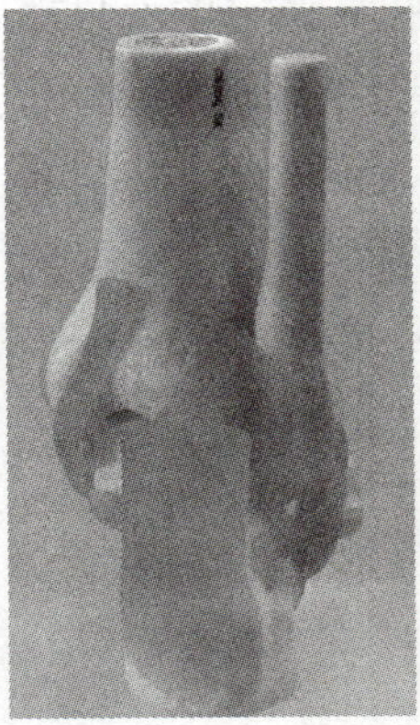

图 2-134 足底的韧带

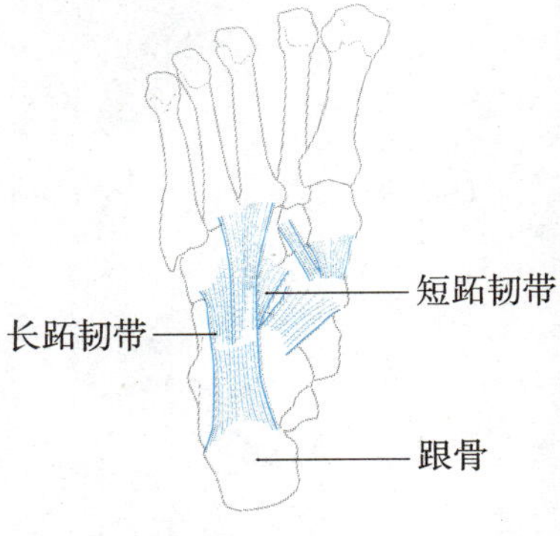

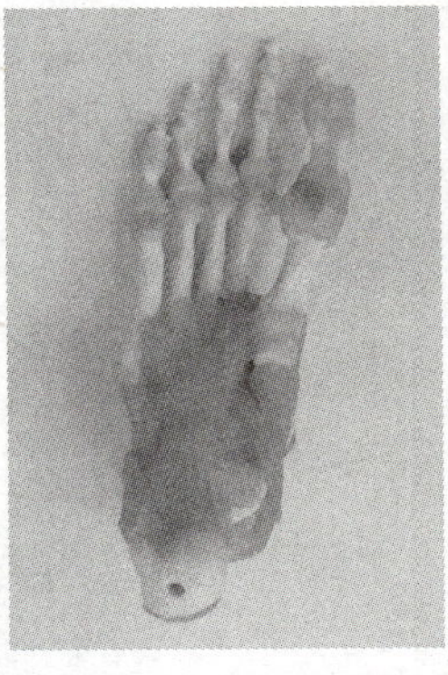

足踝的动作包括背屈、跖屈、内翻、外翻、内收及外展等（图 2–135）。在正常站立或行走时，踝关节相当稳定，但当脚板向下屈曲时，稳定度就只靠两侧的韧带来维持。所以，大多数的扭伤都发生在脚跖屈、内翻、内转的状态，受伤的多是外侧韧带。

图 2–135 足踝关节的活动

a 背屈

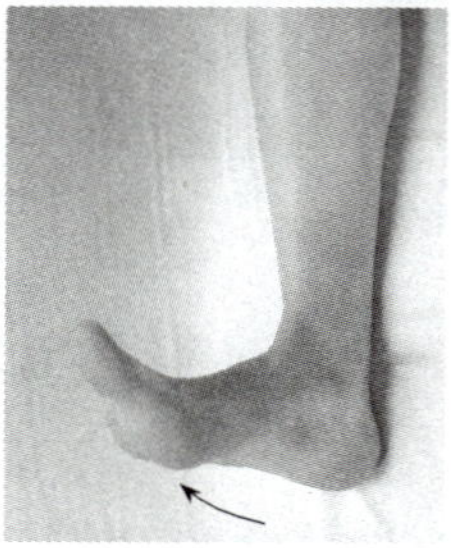

b 跖屈

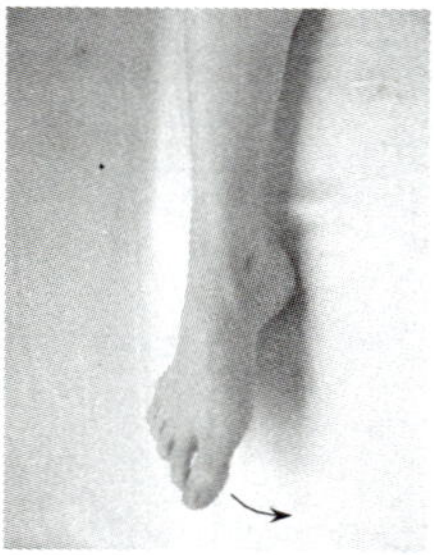

c 内翻

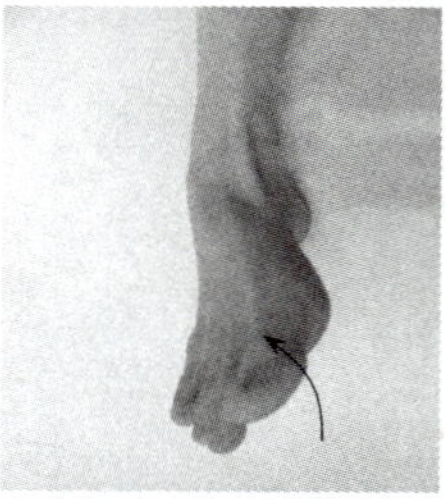

d 外翻

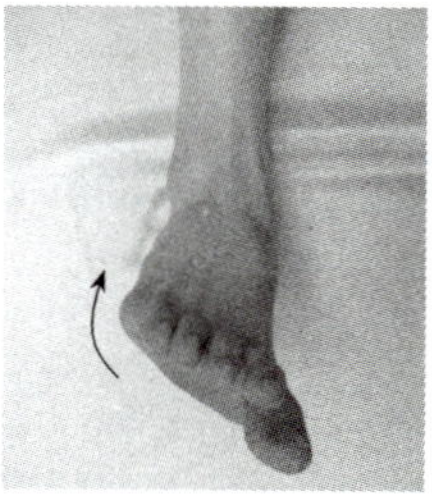

e 内收

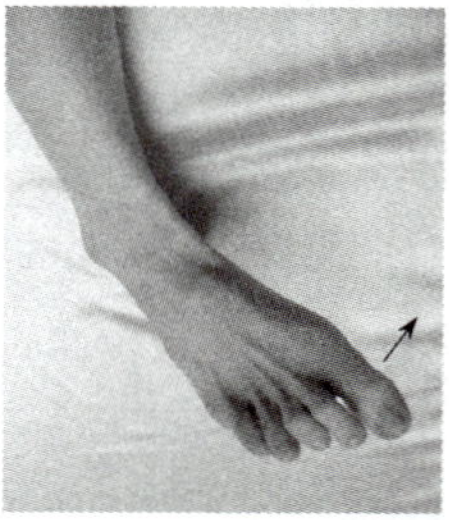

f 外展

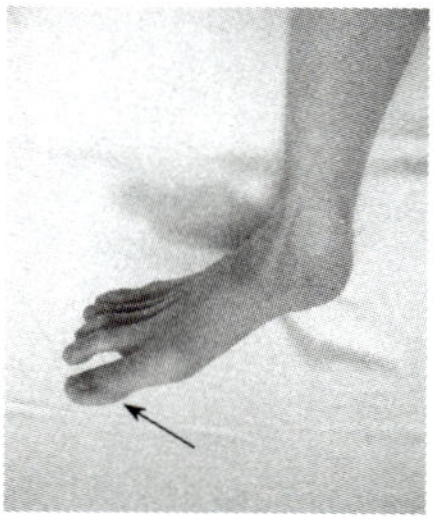

我们的每一双脚共有26块骨头、35个关节、100多条韧带及无数的神经与血管。趾骨与跖骨位于脚的前2/3，后1/3则是7块大小不一的骨头。其中精致的结构如同一件完美的建筑艺术品，我们的足弓就像是一座用许多骨头搭起的小桥，而足底筋膜亦如同一张有弹性的网，连接于两侧的桥墩（跖骨与跟骨）之间（图2-134、图2-136）。

图 2-136 足弓

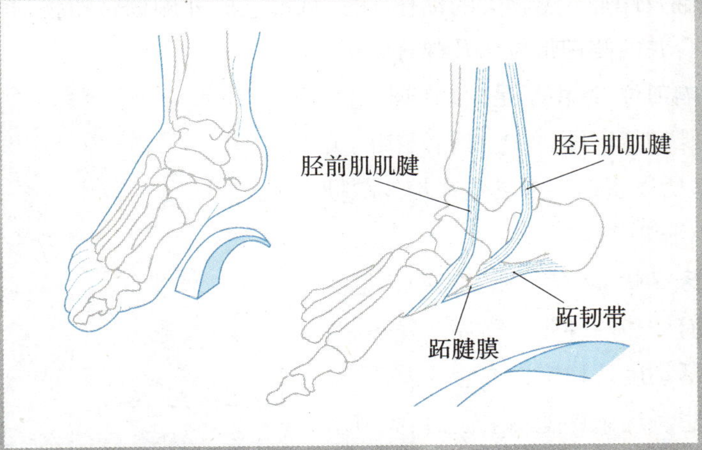

人体全身的重量，一半由跟骨负担，一半则由跖骨负担。当走路时，足底筋膜会承受足弓下压的拉扯力量，而且还要提供活动时所需的弹性。也正因为骨头与肌肉韧带间精密的配合，我们才能站立、行走、跑步及跳跃。

足踝酸痛的常见病症

足踝扭伤

可能病因 ▶当足踝韧带未能因应一些急速的活动，如受到外力撞击及异常范围的关节活动时，就会产生韧带的拉伤或断裂。像篮球、排球等跳跃运动着地时，或是在阶梯上踩空时；尤其是常穿高跟鞋的女性，都容易扭伤足踝。最常见的情况是踝关节受到内翻及跖屈（踮脚尖的动作）的力量，造成外侧韧带扭伤，也可能合并内侧韧带拉伤及踝骨骨折。

影响部位 ▶由于足内踝韧带比足外踝韧带牢固，加上骨骼结构的关系，所以扭伤较常发生在足外踝韧带（图2–137）。

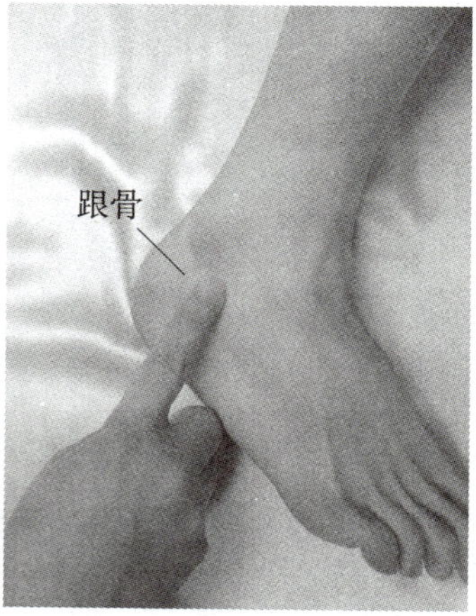

图 2–137　足踝外侧扭伤

临床症状 ▶在急性发炎期，足踝会有明显的肿胀、疼痛及发热，关节活动度及稳定性亦会变差；严重的患者还会伴随皮下淤血、关节水肿，甚至骨折，使患者寸步难行。若有足部麻痹无力的情形，也可能是由于合并神经或肌腱的损伤。

诊断检查 ▶主要依据临床症状，但必要时需照X光来排除骨折的可能性。近年来的超声波检查，除可提供诊断的依据之外，对于诊疗计划的拟定，也有很大的帮助。磁振造影虽可提供极佳的影像，但因价格太高，故使用的机会较低。

治疗方式 ▶

- 急性期的治疗，是指刚刚受伤的头48~72小时。也就是说，在刚发生时，最重要的措施便是立即停上任何的踝关节活动，赶快用冰块或冰冻毛巾敷在扭伤部位，再用弹绷包扎起来，以达到适当的压迫作用，并将受伤的部位抬高。有些学者主张，适当的按摩或关节松动术，也有助于肿胀的消除。
- 或辅以一些消炎止痛药、适量的电刺激、超声波治疗，并以石膏、夹板、护具、贴布或是弹绷固定足踝，但固定的时间不宜超过2~3周，以免关节僵硬。扭伤急性期，应避免脚部受力，必要时可使用拐杖，一直到脚痛消失为止。
- 大多数病人的肿痛都会渐渐改善，这时就可进入积极复健阶段，如关节活动、肌腱伸展及肌力训练。足踝扭伤的后期，由于肌肉无力、关节平衡感变差，且韧带纤维排列不佳，影响了功能，因此从事较剧烈的活动，患处仍会感到疼痛。等到病人关节活动范围回复75%且不感到疼痛时，便需要逐渐强化足踝的肌肉和肌腱，以防止再次扭伤。受伤后的最初6个月内，应于运动时加上特别保护，如用贴布缠贴足踝或戴上护踝。

酸痛TIPS 扭伤的恢复

轻度扭伤通常两星期内就可痊愈，而重度扭伤就需要三四个月才能完全康复；理论上，应该可以在1个月至半年之间回复一般的活动能力，不会有后遗症出现。断裂的韧带也大都可以自行愈合，不必以手术修补；但是有10%~30%的急性扭伤，却会转变为慢性或习惯性扭伤，主要原因是在扭伤初期未得到正确的治疗，在复原期又没有接受良好的运动训练和足踝保护，而造成外侧韧带松弛，或是本体感觉的反应变差。所以，踝关节非常容易扭伤，甚至影响到走路。如果复健的效果不好，而且韧带有明显松弛，最好是考虑手术治疗。

足底筋膜炎

可能病因 ▶足底筋膜炎大都与足部内部结构异常、脚部活动量增大或负荷加重有关。发生的原因，主要是一些不正常的拉力牵扯，反复造成足底筋膜伤害，导致筋膜的慢性发炎及退化（图2–138）。

图 2–138 足底筋膜炎

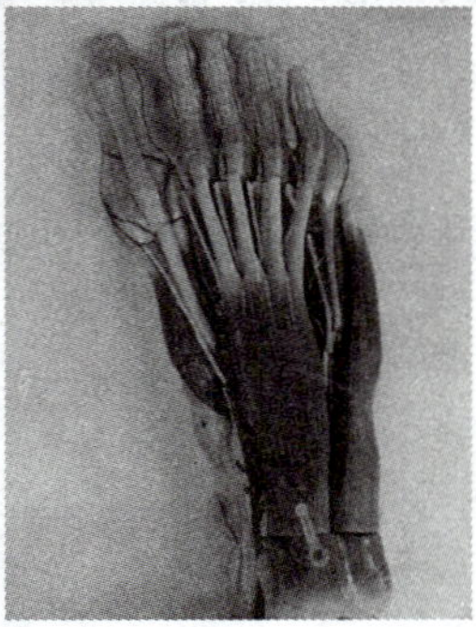

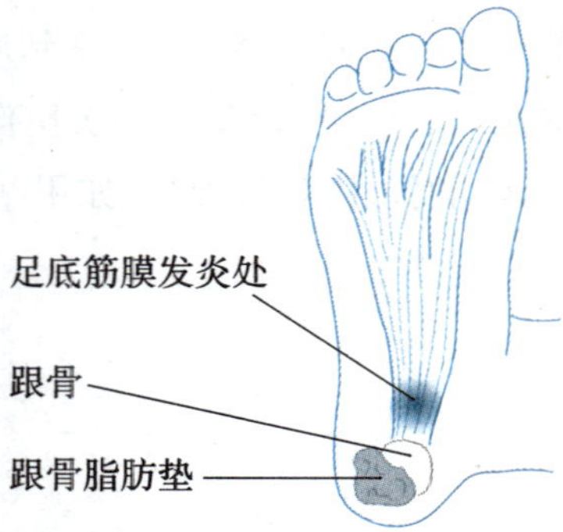

临床症状 ▶典型的症状是早上一下床踩到地板时，脚跟会有强烈的疼痛，但多走几步或几分钟后，疼痛就渐渐减轻；不过如果继续站立或走太久，疼痛反而会加剧。大部分人开始时都是置之不理，拖延久了，会引起慢性疼痛，甚至形成骨刺。当骨刺形成后，跟骨滑液囊、脂肪垫及脚底肌膜在行走时会受到挤压和刺激，导致发炎、疼痛，治疗就更加困难了。

诊断检查 ▶照X光或超声波皆可提供诊断的参考。

治疗方式 ▶适度休息及避免连续站立或步行，体重过重者则要减重；亦可选择可吸震的专业气垫鞋，以增加足部舒适度。此外，亦可配合电刺激、超声波、热敷或泡热水及肌肉伸展运动来减轻症状。不过，运动的强度、时间和频率都要重新调整，以减轻足部的负担。当疼痛持续不易缓解时，更需尽早就医。

酸痛TIPS　易罹患足底筋膜炎的高危险群

不正常的拉力可能来自足底结构不正常，如扁平足、高弓足、长短脚；也可能来自足底筋膜的过度使用或过度负荷，如肥胖或需长时间站立行走者（包括老师、农夫、军人或跑步选手等）。另外，不适合的鞋具，例如鞋底太硬、缺乏良好的足弓支撑及吸震力，都容易产生足底筋膜炎。一般来说，罹患足底筋膜炎者通常是40岁以上的成年人，且女性的发生率较男性高，而双脚也可能一起发生。

跟腱炎与跟腱周围炎

可能病因 ▶小腿后方的腓肠肌和比目鱼肌经由跟腱连结到足跟上（图2–139）。跟腱拉伤的情形，常见于跑、跳、爆发性起跑、急停或方向改变等相关的运动，也常见于体操、跳高等运动。除了急性运动伤害外，造成跟腱及周围组织发炎的原因，还包括肌纤维多次反复磨损、局部肌腱负担过度、训练场地过硬，或小腿肌肉群持续收缩，影响小腿肌肉的血液循环所致。

图 2–139 跟腱与滑液囊

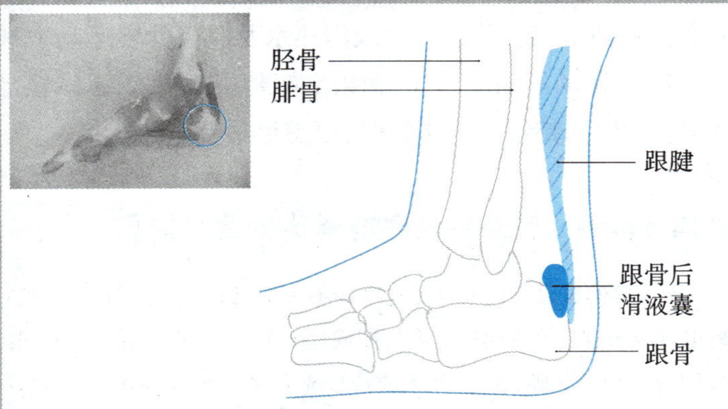

临床症状 ▶若运动时感觉跟腱“啪”的一声，且产生持续的疼痛，或无法受力及踮脚尖，即表示跟腱可能已经受伤。

治疗方式 ▶消炎剂、热疗、超声波、电刺激、针灸、跟腱的按摩及拉筋运动。此外，亦可用拐杖支撑，垫高脚跟，或穿有弹性（可吸震）的运动鞋，以减少压力。跟腱活动前要有充分的暖身运动，且不宜在太坚硬的场地跳跃。保守治疗若无效或跟腱完全断裂者，则须考虑手术治疗。

跟骨后滑液囊炎

可能病因 ▶跟骨后滑液囊是一个盘状的构造，位在跟腱的前面，夹在跟腱与跟骨上结节之间，并有脂肪垫位于其间（如图2–139）；此外，在跟腱与皮肤之间也有滑液囊。当穿着较硬或不合脚的鞋子时，滑液囊反复受到磨损及压迫，就会表现发炎的现象。此症也常和跟腱炎有关。

临床症状 ▶除了脚后跟上面局部肿胀疼痛外，按压患处或穿鞋子后也会更加疼痛。

治疗方式 ▶包括使用适当的跟垫、换鞋子、服用消炎药、局部类固醇注射、超声波及电刺激等。

拇趾外翻

可能病因 ▶拇趾外翻是拇趾向外倾斜大于20度的一种畸形症状，主要病因是脚拇趾底部的关节松脱，引起脚拇趾往外侧弯曲(如图2–140)。造成拇指外翻的原因可以是先天或后天的因素，例如扁平足、遗传及足底筋力不平衡等，这些因素都会造成关节的不稳定与变形。此外，不合脚的鞋子，如鞋跟太高、鞋头过尖、过窄，都会对脚造成挤压，影响脚趾的伸展与活动，并使全身重量落在足部前端，造成足趾的压迫变形，而引起拇趾外翻。

图 2–140 拇趾外翻

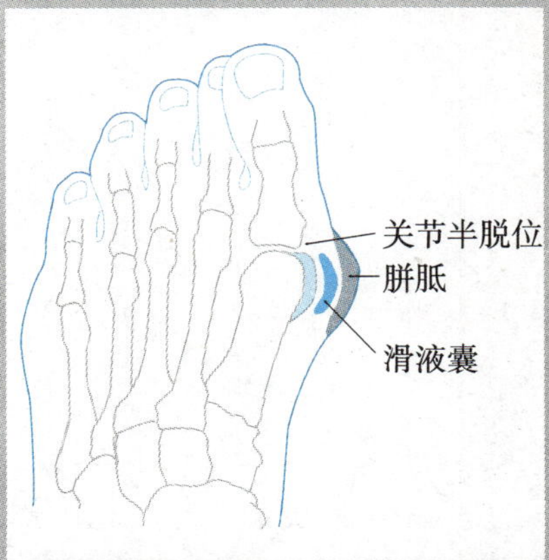

临床症状 ▶第一 跖骨头隆起处疼痛肿胀，且会挤压到其他脚趾；严重时，大脚趾可能跨上第2脚趾，且容易因穿鞋磨擦，造成溃疡、厚茧及滑液囊炎，当疼痛及变形加剧时，也可能无法穿鞋子，导致走路及日常生活都受到影响。

治疗方式 ▶换穿宽头、有足弓垫或脚掌心部位有支撑设计的鞋子，来缓解脚尖的压力，减少脚趾头的负担。亦可在患处使用特制软垫，或专业量身订做的矫正鞋垫。其他如浸泡温水、电刺激及超声波，亦均可缓解疼痛。对于严重外翻的患者，则可考虑手术治疗。

其他疾病

在足踝及足部，还会有肌腱炎、腱鞘囊肿、关节炎(类风湿性关节、痛风、退化性关节炎)、疲劳性骨折、足趾变形及神经瘤等疾病。

酸痛TIPS 改善开车久坐容易脚麻浮肿的问题

因为久坐开车的关系，脚部的活动常会不足，长久下来自然循环不佳，故比较容易出现浮肿、麻木，甚至静脉曲张等现象。所以在治疗上主要是避免久坐，平常坐着时也要适时活动一下臀部、大腿和足部，尤其是足踝上抬的运动。浮肿状况较严重者，可穿着弹性袜；此外，按摩及泡热水也可以改善症状。

酸痛TIPS 怀孕期如何改善血液循环

怀孕时随着胎儿日渐长大，静脉回流会变差，也容易导致痔疮及下肢静脉曲张等问题。改善方法如下：

- 不要久站或久坐，应经常走动。
- 坐着时可将腿抬高，避免双膝交叠，让血液回流顺畅。
- 若有小腿和脚部水肿的现象，可做局部按摩，并配合足踝关节类似打拍子的屈伸运动。
- 穿戴弹性袜亦可有效改善静脉曲张和水肿的问题，最好每天下床前先穿好弹性袜，尤其是需要久站的人，更需要多休息，不要过度劳累。
- 可多吃有利尿消肿功效的食物，例如红豆汤、冬瓜汤，并配合高纤维的食物来预防便秘。还要避免吃过咸的食物，例如腌渍物、蜜饯、洋芋片、酱油等，以防止水分滞留体内。

1 伸展运动

功效：小腿后侧的肌肉伸展运动。

1

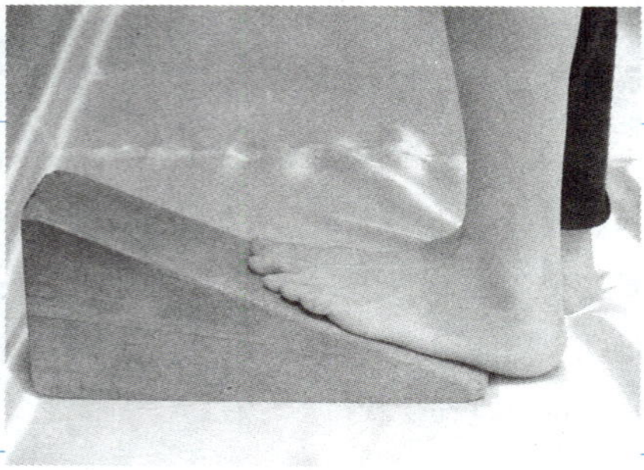

动作：双脚踩在楔形板上，伸展小腿及跟腱，持续10~30秒钟。

图 2-141　小腿后侧的肌肉伸展

足踝酸痛的运动治疗

足踝扭伤的复健运动

2 足踝关节屈伸活动

功效：足踝关节运动。

2

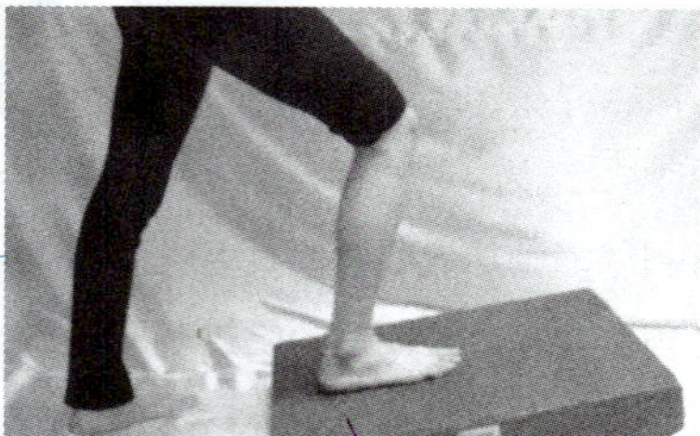

a　背屈

动作：双脚踩在摇滚板上，以一侧的脚控制板面斜度，可活动踝关节的背屈及跖屈。

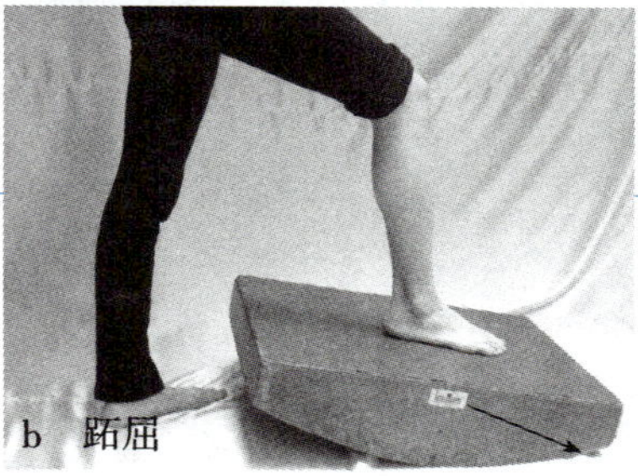

b　跖屈

图 2-142
足踝关节的屈伸

足踝扭伤的复健运动

3 屈趾肌群肌力训练

功效：踝关节及足趾 屈（往下压）肌力训练。

3

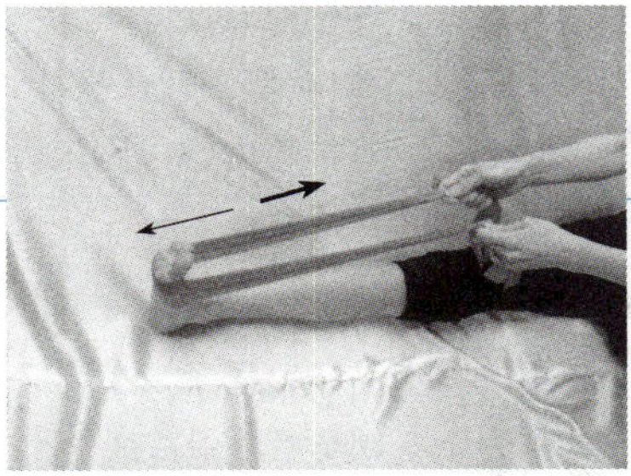

动作：以弹性张力带或毛巾绕过足底，对抗阻力做跖屈（即脚往下踩）的动作，持续5~6秒钟。

图 2-143　屈趾肌群及足踝跖屈肌力训练

4 踝外翻肌力训练

功效：踝外翻肌力训练。

4

动作：以弹性张力带绑住双脚，对抗阻力做向外翻开的动作，持续5~6秒钟。

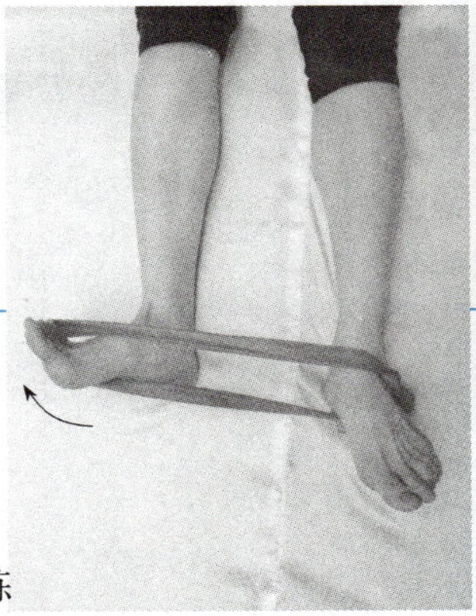

图 2-144　踝外翻肌力训练

5 踝关节背屈肌力训练

功效：踝关节背屈肌力训练。

5

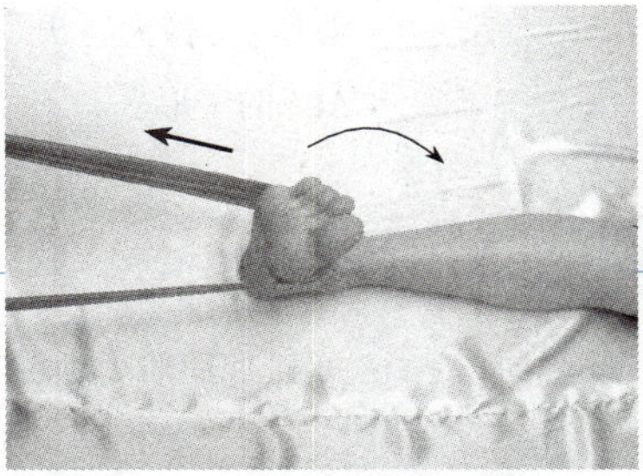

动作：以弹性张力带或毛巾绕过足背，对抗阻力做背屈（脚往上翘）的动作，持续5~6秒钟。

图 2-145　踝关节背屈肌力训练

6 踝关节稳定与协调训练

功效：踝关节稳定训练。

7 本体感觉与平衡训练

功效：可帮助小腿肌肉的活化，并增加下肢的平衡感觉与本体感觉。

足踝酸痛的运动治疗

足踝扭伤的复健运动

8 写字运动

功效：足趾屈肌肌力训练。

9 综合训练

包括快走、跑步、走八字及来回跑等。

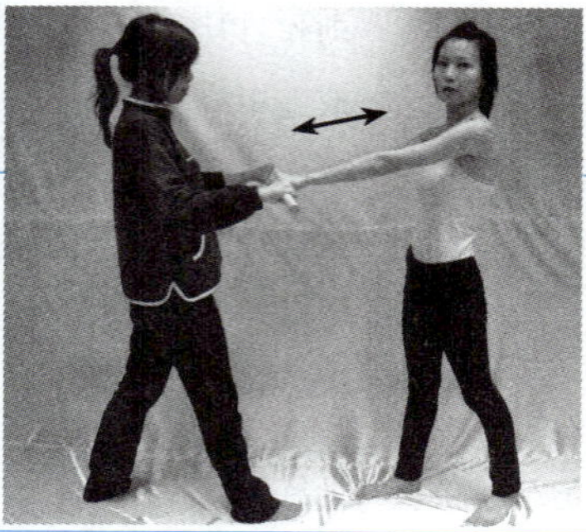

6

动作：双手握住横杆，对抗拉力，以脚出力保持上身平衡。

图 2–146
踝关节稳定运动

7

动作：单足站立平衡板（可配合张眼或闭眼）。

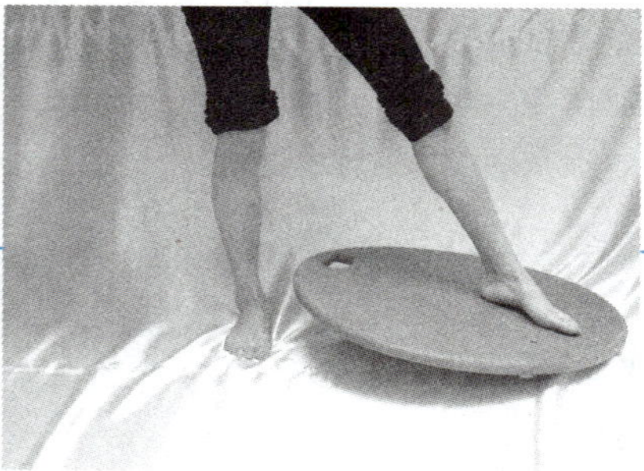

图 2–147
平衡训练

8

动作：用脚尖写出、ABC的字形。

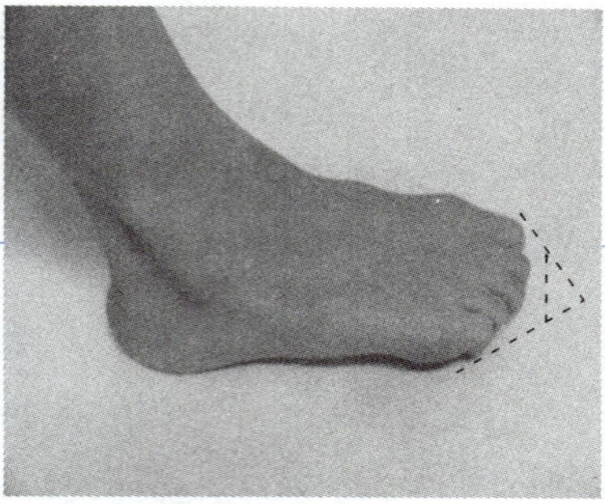

图 2–148
足趾屈肌肌力训练

足踝酸痛的运动治疗

足底筋膜的运动

1 足底拉筋运动

功效：足底筋膜及小腿后方肌肉的拉筋运动。

2 弓箭步或蹲下运动

功效：小腿后方肌肉的拉筋运动。

3 脚踝转圈运动

功效：脚踝关节运动。

1

动作：手抓住足尖，往足踝背屈方向拉，持续10~30秒钟。

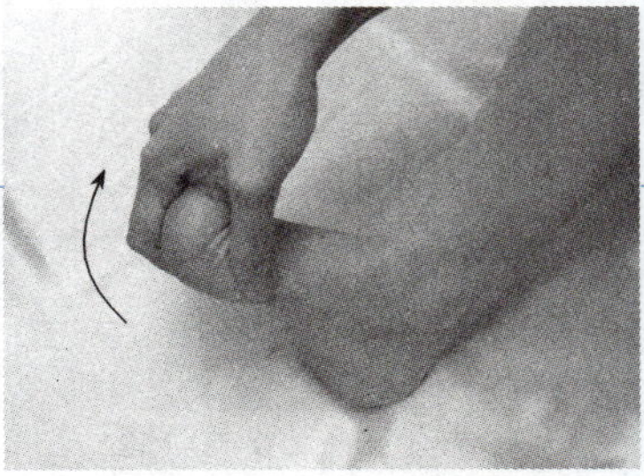

图 2-149　足底拉筋

2

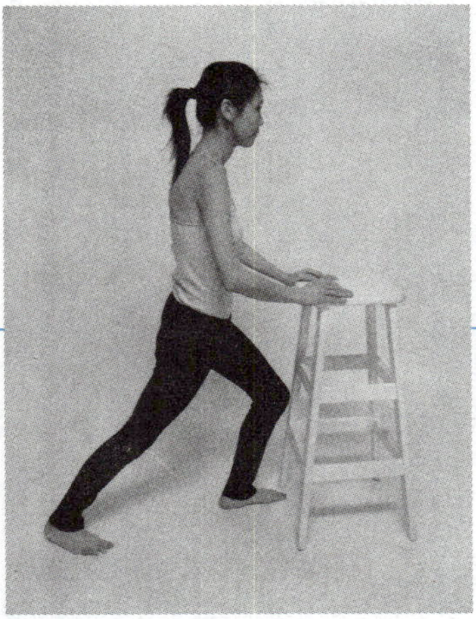

动作：手扶桌边或固定物，以弓箭步或蹲下方式，使后跟平贴在地上，当跟腱和脚弓有拉紧的感觉时就停住不动，且维持此姿势10~30秒钟。

图 2-150
弓箭步蹲下运动

3

动作：单脚站立，另一脚以足尖着地，转动足踝活动。

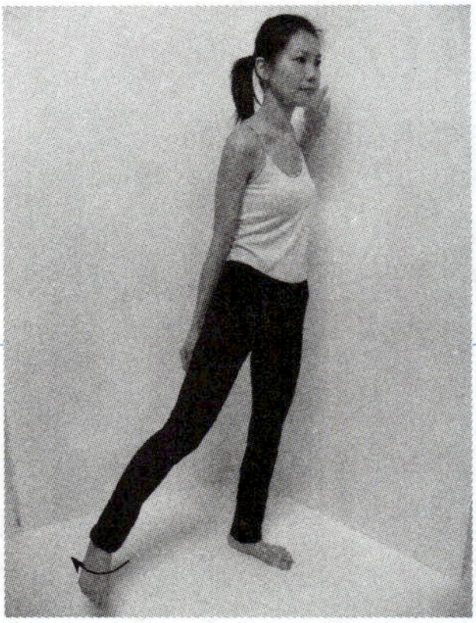

图 2-151　脚踝转圈

4 足弓强化运动

功效：强化足弓及足趾屈肌的肌力训练。

4

动作：脚踩毛巾，于毛巾前端加上重物，以脚趾出力夹毛巾。

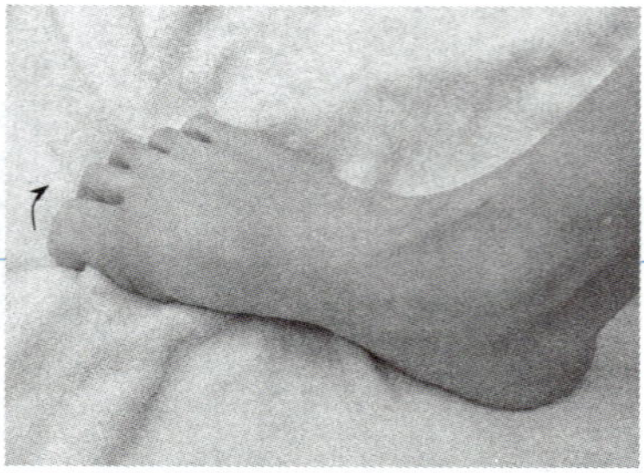

图 2-152
足弓强化及足趾屈肌的肌力训练

足踝酸痛的运动治疗

足底筋膜的运动

5 足踝运动

功效：足踝运动，可减轻足踝浮肿、僵硬。

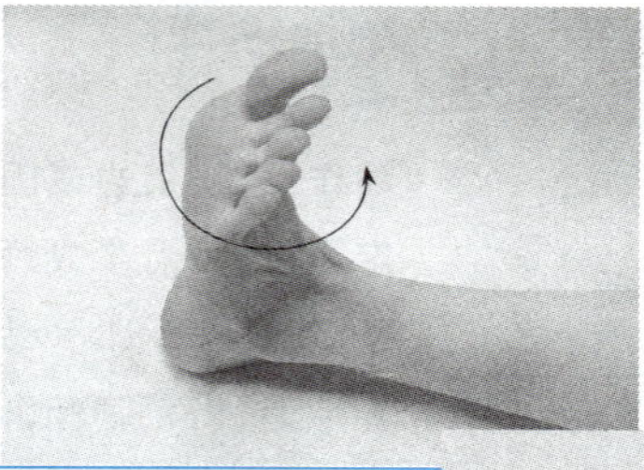

5

动作：单脚抬离地面，以脚尖画圈，并做上下打拍子的动作。

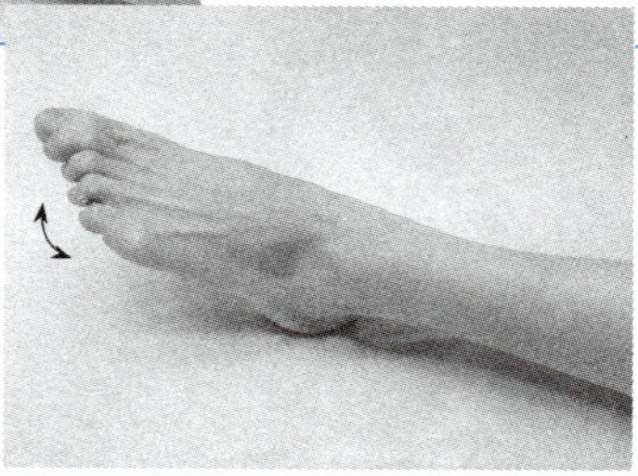

6 易开罐足底按摩法

功效：热疗及按摩足底筋膜。

6

动作：装一脸盆的热水，置入一个易开罐的瓶子，将脚泡入水中，并踩在瓶身上，前后滚动瓶子来按摩足底。

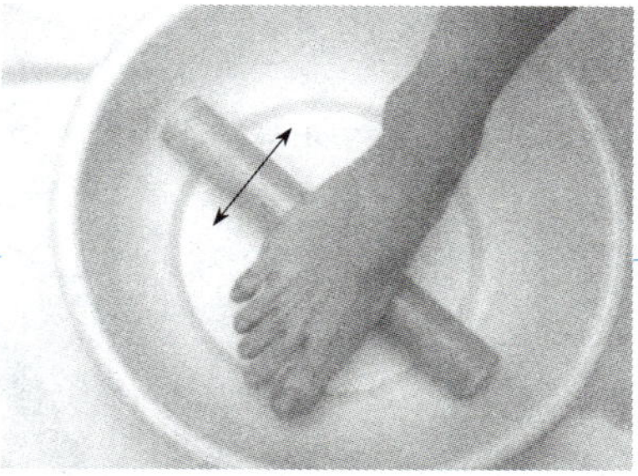

图 2-154　易开罐足底按摩法

足踝酸痛的

常用治疗穴道

1 丘墟

功效：常用于外踝扭伤。

取穴：外踝前下方凹陷处。

2 昆仑

功效：常用于外踝扭伤及跟腱发炎。

取穴：外踝后缘和跟腱内缘中点的凹陷处。

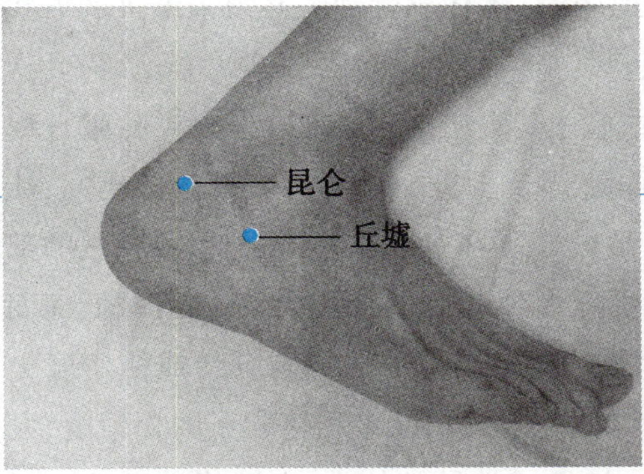

图 2-155　丘墟、昆仑

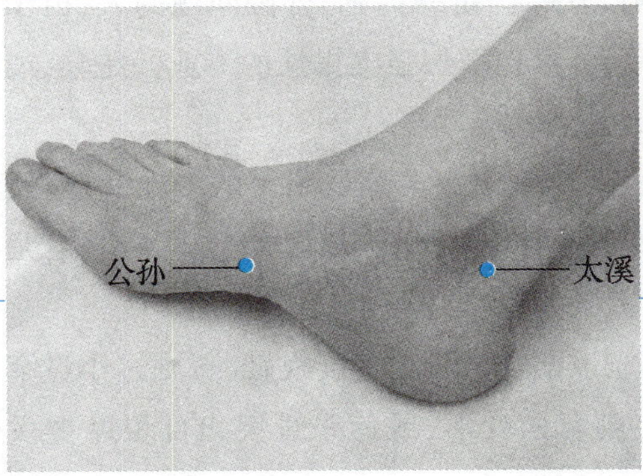

图 2-156　公孙、太溪

3 公孙

功效：适用于足底筋膜炎。

取穴：足大趾内侧。第一跖骨关节后下方之骨缘处。

4 太溪

功效：常用于内踝扭伤及跟腱发炎。

取穴：内踝骨后缘和跟腱前内缘的中点凹陷处。

预防足踝酸痛的保健方法

- 足踝扭伤除了会造成肌肉与韧带受伤之外，也会破坏本体感觉，而本体感觉是可以重新建立与训练的。有良好的本体感觉才可避免再次受伤，不过，本体感觉训练必须采渐进的方式进行，慢慢加深难度。
- 买鞋最好是在下午或晚上，因为午后时间脚会比较肿胀且变大。健康鞋型的特征是，鞋头要宽，并预留1~2厘米的空间，让脚趾有伸展的空间；足弓处要有支撑，同时鞋子包覆脚跟的部分硬度要适当；鞋面不宜太硬，而鞋底弹性要好才可减低地面的冲撞，让足部所承受的重量均匀分布。有鞋带或使用魔鬼毡的设计也不错，可以依照脚的状况来调整鞋子的松紧度，尤其是有糖尿病及周边神经感觉异常的人，在选择鞋子的时候更要特别注意。若有扁平足、足踝内翻、外翻问题的人，由于足底受力不同于正常人，可选择加强支撑性的专业慢跑鞋，或使用合适的功能性足底垫。
- 中老年人因为足底脂肪组织渐渐萎缩及足弓的慢性劳损，要更特别小心运动方式的选择，例如公园常见的健康步道，若是固定式的石头太硬、太尖锐，也可能引发足部疼痛。
- 喜欢运动的青少年，应该配合生长的速度换鞋，否则过小过窄的鞋子，也会造成足趾弯曲变形，或使跟骨突出部位摩擦发炎。
- 爱好跑步的人，若出现脚部持续的疼痛，可能需要照一下X光片，以确定是否有疲劳性骨折的问题。
- 踝关节受伤时，要减少对发炎部位的压迫，应选用支撑性佳、吸震力好、大小适中的鞋子。